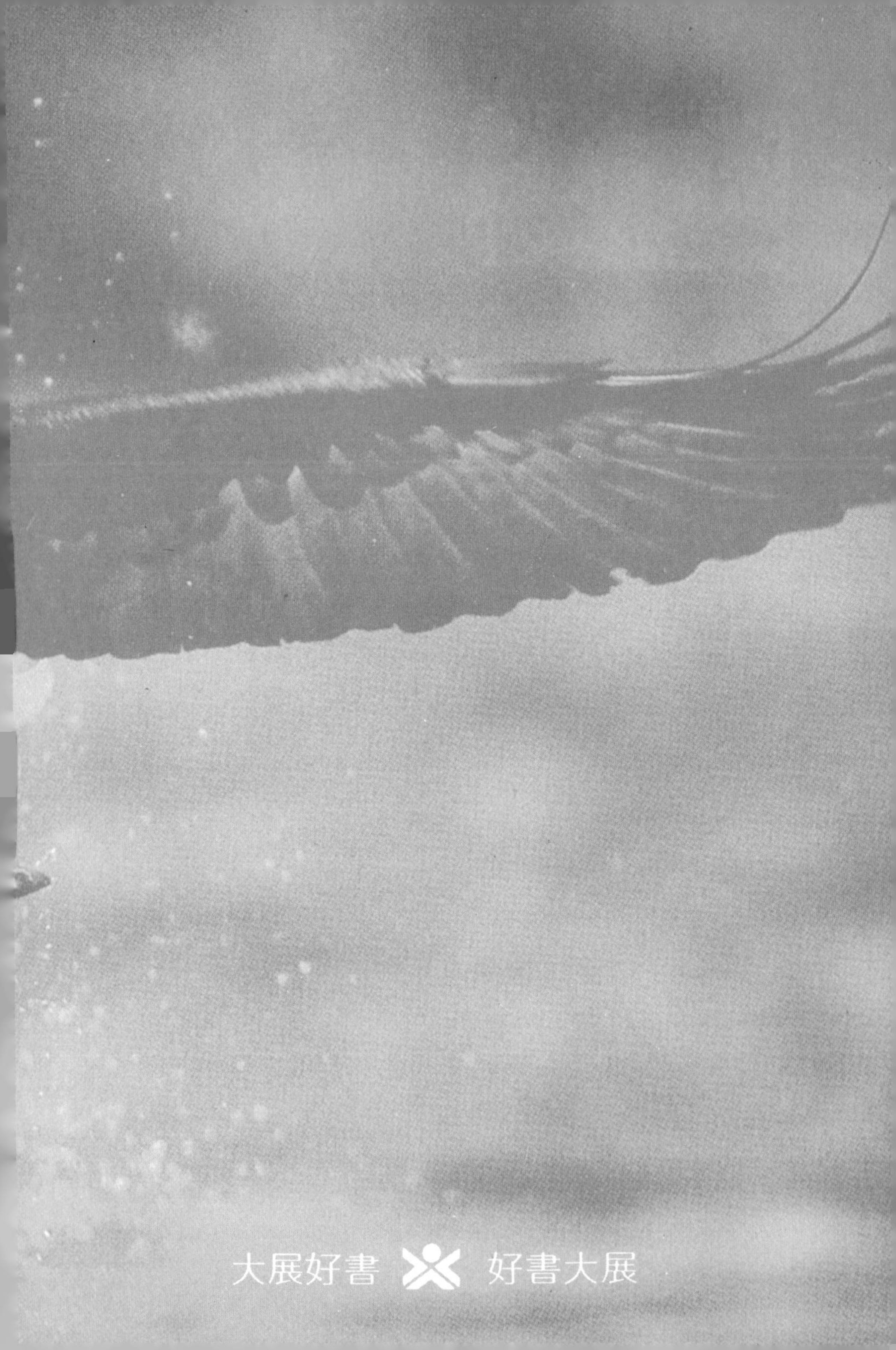
大展好書 好書大展

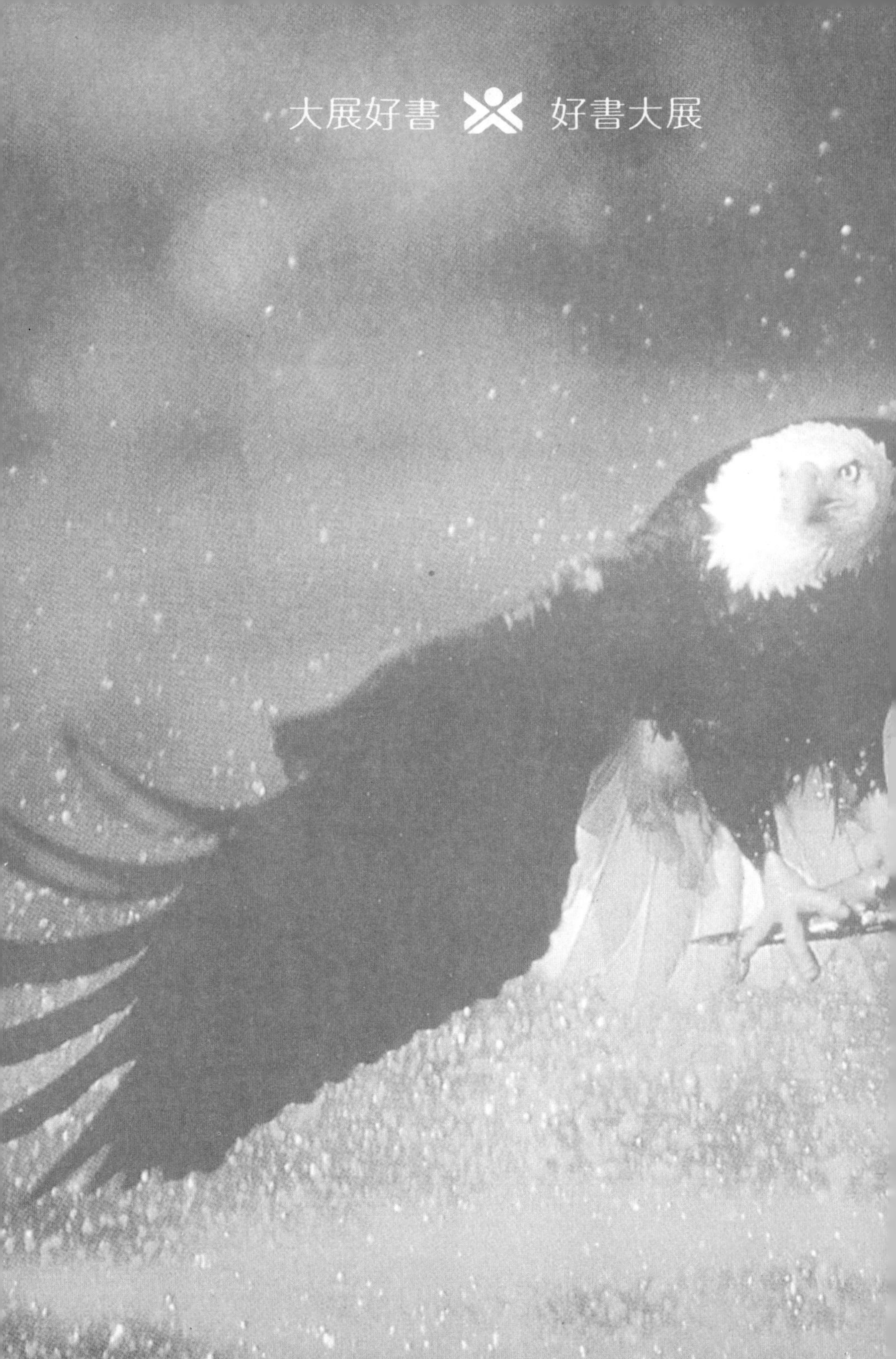
大展好書 好書大展

超現實心靈講座
21

奇蹟

超醫療治癒難病

深野一幸／著
吳秋嬌／譯

大展出版社有限公司
DAH-JAAN PUBLISHING CO., LTD.

前言

西洋醫學，也就是現代化醫學日新月異，不斷地進步。隨著現代科學的進展，醫學也顯著地發達。醫學發達以後，照理說病人應該減少，國民整體的醫療費應該降低才對。但令人感到不可思議的是，事實卻恰好相反。

不僅病人日增，國民醫療費也逐年持續上升。以日本為例，一九九二年度國民醫療費輕輕鬆鬆就超過了二十兆，達二十三兆五千億日圓。

癌症、高血壓、心臟病等三大成人病至今仍未克服，因這些疾病而死亡的人數每年都在增加。此外，在世界各地不斷蔓延的愛滋病，截至目前為止還沒有發現有效的治療法。

既然醫學這麼發達，病患和國民醫療費為什麼還會不斷地增加呢？

簡單地說，雖然現代醫學發達，但現代科學的發達，尤其是科技和電腦的發達，使得檢查技術、診斷技術、手術技術、治療技術等醫療技術也有長足的進步，不過卻僅此於止而已。

即使醫療技術發達，但疾病和病患卻持續增加，這就表示現代（西洋）醫學有其根本上的缺陷。

那麼，現代醫學的根本缺陷究竟是什麼呢？答案是不知道疾病的真正原因及發生構造。一旦不知道疾病的真正原因和發生構造，當然無法從根本上來治療疾病。換言之，這時所採用的只不過是對症療法的醫學罷了。

所謂對症療法醫學，就是只針對疾病部分進行醫療的醫學。以癌症為例，就是利用手術切除癌細胞，或是投與抗癌劑，接受放射線照射等以殺死癌細胞為目的所進行的治療。

投與抗癌劑與照射放射線等治療，的確能夠殺死癌細胞，但同時也會殺死正常細胞。採用上述治療方式殺死癌細胞後，往往也會引起強烈副作用和導致體力（自然治癒力）減退，危及患者性命。

日本著名電視主持人逸見政孝因癌症不治死亡的事件，想必很多人都還記憶猶新。逸見在發現罹患癌症後，曾接受外科手術，放射線照射與投與抗癌劑等西洋醫學最新技術的醫療，但最後卻仍然敵不過病魔。由這件事我們可以更深刻地體認到，西洋醫療並非萬全醫學。

目前，癌症高居國人疾病死亡原因的第一位。早在二、三十年前，醫學家們就已宣稱，只要醫學持續發達，在不久的將來一定可以消滅癌症。然而，在花費龐大經費的癌症進行過各種研究之後，人類至今仍然對癌症一籌莫展。

現代醫學不只是對癌症，對心臟病、高血壓、糖尿病、痛風、風濕、過敏性疾病、氣喘、肌肉營養障礙，精神病、愛滋病等難病和慢性病，也很難將其治癒。

本書中將詳細為各位說明，以往許多人不屑一顧的各種民間療法，對各種難病和慢性病，其實具有驚人的治癒率。至於利用民間療法使得原本已被醫生放棄的末期癌症患者，奇蹟式地恢復健康的事例，更是不勝枚舉。

這些民間療法，包括糙米菜食的飲食療法、各種漢方藥的漢方療法、酵素、核酸、蜂膠等的健康食品療法、超能力者的氣功療法、真言密教等藉著法力的加持祈禱療法、利用宇宙能量進行的宇宙能量療法等等。

許多專攻西洋醫學的醫者，以民間療法缺乏科學根據為由，否認它們是完整的治療法。但是，儘管許多專研西洋醫學的醫生提出否定見解，然而西洋醫學無法治好的難病或慢性病，利用民間療法治癒的事例頗多，卻是不爭的事實。這再次證明了，西洋醫學，也就是現代醫學並非萬能。

本書除了為各位介紹利用各種民間療法治癒癌症等難病和慢性病的事例以外，還將深入探討現代（西洋）醫學所無法瞭解的疾病的真正原因。

某些從事西洋醫學的醫生們，逐漸體認到西洋醫學有其界限和瓶頸，於是開始納入民間療法。此一狀況，正是現代（西洋）醫學並非萬能的又一明證。

本書的目的有二。其一是希望所有以西洋醫學為本行的醫生，能夠經由本書認識到西洋醫學也有其缺點存在，後而加以改革，使其成為正確的醫學。

至於第二個目的，則是希望透過本書，將正確資訊提供給目前正為癌症等難病或慢性病所苦的人或其家屬、親朋好友。

現代醫學是有缺陷的醫學，對難病或慢性病無法發揮很大的效力。但是，利用本書所介紹的民間療法，治好難病或慢性病的機率卻相當高。

透過本書，可以知道難病和慢性病究竟如何發生、民間療法是如何治癒疾病的，以及基本上要怎麼做才能治癒疾病等等，相信一定會對難病和慢性病的治癒有所幫助。

在此附帶一提，現時健康情況良好的人，也應該從本書中掌握增進健康，預防疾病及保持長生的秘訣，並加以實踐。

深野一幸

目錄

第二章　用真氣光解救難病的中川雅仁

第三章　利用高次元O環測試解救難病的宮崎雅敬

第四章　利用法力解救難病的和田仙心

第五章　利用「氣」生命能量解救難病的松元密法

第六章　以愛和感謝的氣解救難病的忍田光

第一章

利用自然醫食療法解救難病的森下敬一

●利用飲食療法擊退癌症的森下敬一

首先要為各位介紹一位只用飲食療法的簡單方法，就能減輕癌症等難病的醫者。此人就是位於東京水道橋的茶水診所的院長森下敬一博士（六十六歲）。

有關森下博士利用飲食療法來治療癌症等難病的經緯，為各位敍述如下。

博士在東京醫科大學時，曾對血液生理學等基礎醫學進行徹底研究，結果發現醫學教科書上所寫的血液生理學，根本就是錯誤的。在確立了個人的血液生理論之後，森下以此為基礎，確立了為何會罹患疾病的病理論。

以森下病理論為基礎，森下先生相信利用飲食療法一定能治好難病，於是在東京開設茶水診所，開始實踐其獨特的理論，果真使多位癌症等難病患者，從死亡邊緣撿回一命。

森下博士所實踐的飲食療法，是深入研究學問確立森下理論，並以此為基礎所進行的治療法。

茶水診所每天都有來自全國各地的患者聚集於此。其中又以癌症患者居多，約占八〇％左右。這些癌症病患，大多是已被西洋醫學宣告放棄的末期患者。

對這些末期癌症或慢性病患者，博士根據森下理論利用飲食療法給予救助。

那麼，對於難病具有驚人效果的森下療法到底是什麼呢？在茶水診所裡，森下博士實際上是進行何種診療呢？筆者對此頗感興趣，於是在一九九四年六月親自走訪茶水診所，觀察森下博士診療患者的情形。

這天的診療從中午十二點開始，一直到下午四點過後才結束。診療的對象，是四十名事先預約好，來自東京、關東地區、名古屋、山形、北海道、大阪、高知、宮崎等全國各地的患者。

茶水診所並沒有住院設施，患者只要在此接受診察，確實遵從先生的指示，在家中實踐自然醫食療法，疾病大多能自然治癒。因為沒有住院的必要，所以森下先生並未添置住院設施。換言之，森下先生的自然醫食療法，是在家中一邊生活一邊進行治療。

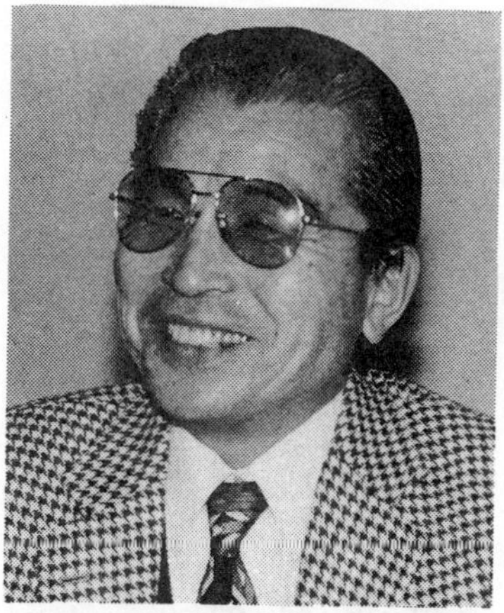

提出夠資格得到諾貝爾獎的劃時代理論，藉由飲食療法解救許多難病患者的茶水診所院長・森下敬一博士

患者首次來到診所時，必須先接受各種檢查，然後再接受自然醫食療法的指導。檢查的內容包括血液檢查、體力測定及使用多諧雷達進行內臟檢查等。

多諧雷達是測定在手、腳等各內臟穴道內流通的微弱電流的裝置，能夠輕易測出當前內臟的健康程度。除了這項檢查外，還可以利用MRA（共鳴磁場分析裝置）進行波動測定的檢查。

所謂的MRA，簡單地說就是測定波動的機器。每一種物體都有其固定的波動，例如胃、肺、心臟等人體的各個部位，均有其獨特的波動；此外，癌症、愛滋病、精神病等疾病，也有波動。MRA就是當成增幅器來測定這些細微波動的裝置。

患者接受過檢查和指導後，接下來的一個月必須在家中確實實踐醫師所指示的自然醫食療法，然後再到診所首次由森下博士診察。不過，如果患者特別要求，也可以在第一次時就由森下博士親自診察。

自第二次起，每次在接受森下博士的診察之前，都必須先進行各種檢查。森下博士會根據檢查資料上所顯示的飲食療法結果來做診斷，並給與患者適當的建議。

●主食為糙米雜糧飯

這天的首位患者，是一名四十一歲的男性。此人從某國立醫院診斷罹患了舌癌，如果不動手術的話，據說只能再活半年，後來他知道有茶水診所的存在，於是在手術之前三天辦理出院來到了診所。經過五個月以後，現在的他依然充滿了活力，一點也不像是個病人。更令我驚訝的是，這次只是他第四次到診所來而已。

——**森下**　「檢查結果相當不錯。現在最重要的就是貫徹『主食中心主義』，也就是要採取糙米雜糧飯配味噌湯、梅干或醃黃蘿蔔的『三點套餐』方式。屆時體重可能還會減輕五～六公斤，但是這沒關係。因為體重減輕，這表示體內的毒素已經排出，也就是身體產生了排毒作用。

利用抗癌劑排出的毒素約五〇％左右。今後必須將以前蓄積的食物所產生的食毒排出才行，目前食毒大約還殘留七〇％。要排除食毒比較簡單，只是今後還要多多努力。」

——**患者**　「抽菸、喝酒有沒有關係？」

——**森下**　「只要酒以一壺為限，菸一天不超過二十根，就不會有什麼問題。」

●鹽分減少為罹患癌症、慢性病的原因

第二位患者是三十八歲的女性。她動過乳癌手術，但癌細胞卻轉移到肺，後來在住院期間內知道了森下先生的自然醫食療法，於是轉到茶水診所就醫。和先前那位男病患一樣，這也是她第四次到茶水診所來。

——**森下**　「身體怎麼樣啊？」

——患者「跟以前相比好了很多。」

——森下「妳的血液檢查數值相當理想，只是血液中的鈉、食鹽的量不足，要充分攝取食鹽才行。

現代醫學所謂的『控制食鹽的攝取』，是針對以含鈉較多的肉食為主食的西方人的飲食而言，在東方人身上並不適用。其實，根本不必控制鹽分的攝取，否則一旦血液中的鹽分減少，將會成為癌症等慢性病的原因。其它像容易感冒、夏日懶散等，也都是因為血液中的鹽分不足所致。另外，手腳冰冷症也是出自相同的原因。生菜、水果、水、啤酒等，都是容易使鹽分從體內流失的食品和飲料，因此在吃喝這些東西時，一定要和食鹽一併攝取。」

——患者「也可以藉著飲食來攝取蛋白質嗎？」

——森下「現在的營養學認為『必須攝取蛋白質』，但這是以肉食為主的西方人的看法。事實上，人類最需要的營養是碳水化合物，並不需要刻意攝取蛋白質。

人類原本就會藉由攝取澱粉質食品來合成體內的蛋白質，而剩餘的蛋白質會成為脂肪，這就是三大營養素的代謝。西方人認為蛋白質必須由蛋白質來攝取，其實是錯誤的想法。

二次大戰結束後，國人受到這種思想影響，於是大量攝取動物性蛋白質，也就是肉食，結果卻使得疾病急劇增加。這證明了現代營養學的主張並不正確。

只要將飲食改為我所指導的糙米菜食這種正確飲食，自然就能治好癌症等各種疾病。

——**患者**「運動也很重要嗎？」

——**森下**「那當然。飯後一定要做點運動。如果能在樹木繁茂、綠意盎然的環境裡運動，效果更為理想。樹木的綠不僅賞心悅目，而且綠的波動對人體很好。總之，適當的運動是有必要的。」

●藥無法治病

第三位患者是頭一次來到診所的六十二歲女性。她因糖尿病而導致網膜症，醫生表示「隨時都可能失明」，並預定為她動用鐳射燒眼底的手術，但由於她對手術心存抗拒，於是在經過緊急連絡之後來到茶水診所。

——**森下**「服用藥物不僅不能治好疾病，反而會使病情惡化。認為化學藥劑能夠治好疾病，是二〇世紀最大的迷信。如果想要治癒疾病，拒絕藥物是絕對條件。即使停止服用藥物，體內仍有毒素殘留著。只有將毒素完全排出體外，自然治癒力才會開始發揮作用。但如果服用藥物的話，疾病絕對無法治好。」

——**患者**「連胰島素也不能用嗎？」

——**森下**「不行，妳最好趕緊打消這個念頭。剛開始時可以一邊進行飲食療法，一邊減少服用的藥量，到了三個月左右就完全不再服用任何藥物。只要採用這個方法，就能夠治好疾病。

治療糖尿病所使用的胰島素，是以人工方式抽出的藥物，和胰臟所分泌的自然胰島素不同，或多或少都會產生副作用。這時若再持續由外部供給胰島素，胰臟的胰島素分泌作用會衰退，雖能暫時抑制糖尿的減少，但體內的自然血糖調節則永遠無法形成。」

——患者「我的針灸醫生把森下博士的飲食療法傳授給我，結果只進行三個月，體重就減輕了二・五公斤，胰島素的用量也減少了，真希望能儘早不必再使用胰島素。」

——森下「利用飲食療法一定可使病情逐漸好轉，希望妳多多加油。」

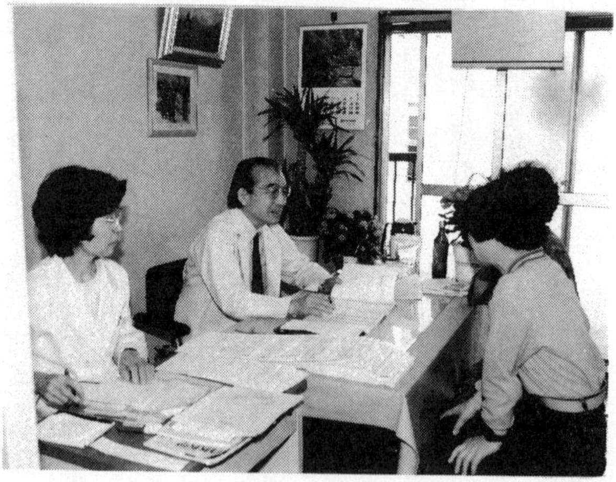

森下敬一博士進行診療的情形

●抗癌劑會成為造癌劑、致癌劑

其次是一位四十五歲的女性，這是她第三次到診所來。對這位曾動過卵巢癌手術的患者，森下博士照例根據血液檢查、內臟檢查及MRA的結果來進行診斷。

——**森下**「血液數值還可以。一旦血液數值逐漸改善，只要再好好攝取飲食，藉著飲食療法就能使疾病痊癒。」

——**患者**「上次的MRA檢查有沒有發現什麼呢？」

——**森下**「MRA的結果顯示，大腦皮質、丘腦下部、腦下垂體和大腦中樞的功能，已經受到極大的損害。而在自律神經方面，雖然交感神經仍能正常運作，但是副交感神經卻受到很大的損害。對了，妳動過手術嗎？」

——**患者**「是的，動過。」

——**森下**「這就對了。手術的不良波動會使大腦中樞受損，結果受其支配的內臟也同樣遭到波及。手術會損壞大腦中樞，使內臟功能不良，所以最好不要動手術。」

——**患者**「可是，醫生說：『如果不動手術的話，可能只剩下三個月的壽命』……。」

——**森下**「不，動手術也解決不了問題。真正的治療法，是利用飲食療法來治療癌症等疾病。」

——患者「如果接受化學藥劑的治療，會產生什麼影響呢？」

——森下「使用抗癌劑等化學藥劑或點滴來治療癌症，很容易形成癌細胞。關於癌的轉移，一般的解釋是用手術無法完全去除的部分癌細胞，附著在其它臟器上而產生了癌，但是這種說法並不正確。事實上，手術所造成的損害及後來使用的抗癌劑，亦即治療方法本身就是促使癌產生的條件。

抗癌劑是破壞細胞的化學藥劑，是細胞毒，也就是致癌物極強的『造癌劑』、『致癌劑』。因此，治療本身就會引起新的癌症。」

——患者「化學藥劑能由體內排出嗎？」

——森下「只要持續現在的飲食療法，就能順利排毒，消滅癌症而成為健康的身體。」

●牛奶、蛋、肉容易成為致癌的原因

接著是一位罹患骨髓性白血病的十七歲少女。她曾經到過許多醫院求診，但是病情卻一直沒有起色，於是接受附近某自然食品店老闆的建議，來到茶水診所就醫。

——森下「骨髓性白血病是西洋醫學絕對無法治癒的疾病，但如果能在適當時機開始實行飲食療法，則可以藉由此一幾乎接近完善的正確治療法而逐漸痊癒。

妳的血液檢查結果顯示中性脂肪偏多，必須設法使其降低。我開給妳二種新處方的強化食品，一定要按時攝取，很快妳就會發現六五％的牛奶毒素已經排出了。事實上，妳距離成功已經不遠了。只要牛奶毒素完全排出，疾病自然就會痊癒。」

——患者　「完全不能喝牛奶嗎？」

——森下　「年輕人的癌症，多半是由於牛奶、蛋、肉等動物性蛋白質所引起的。牛奶為動物性蛋白質，直接飲用並不好。而經過發酵的牛奶製品，對身體也不好。豆奶為植物性蛋白質，倒是可以多多飲用。」

以上是森下博士診療病患的部分情形。由森下博士和患者的對話，就可以瞭解森下博士的想法及其所指導飲食療法的大致內容。

●難病、慢性病奇蹟般的治癒例

那麼，實際上罹患何種疾病的患者，在多久的期間內病情就逐漸好轉呢？下面就為各位介紹幾個例子。

◇不必動手術就克服了「乳癌」的六十三歲婦人

這位女士四年前因為發現右邊乳房出現硬塊而到醫院檢查，經診斷為「乳癌」。就在她準備住院動手術的前夕，友人帶來一本森下博士所寫的『癌症並不可怕』。看完這本書後，她知道飲食療法可以治好癌症，於是前往茶水診所接受診治。

實踐森下式飲食療法一年半後，不僅硬塊消失，長年困擾著她的胃炎、腰痛、咳嗽、過敏等也一併痊癒了。四年來她的體質日漸改善，而再度擁有健康的身體，更是令她感到雀躍不已。

◇克服肺腫瘤、肝癌、骨癌的四十三歲男性

這名男士九年前經醫師的診斷罹患了「惡性肺腫瘤」，動過左肺摘除手術。五年後發現癌細胞已經轉移到肝臟和骨。肝癌部分由於癌細胞已經擴散到整個肝部，根本無法動手術。

有鑑於抗癌劑會殺死正常細胞，更何況病情已經相當嚴重，因此連醫生也不主張使用抗癌劑。換言之，西洋醫學已經放棄了治療的念頭。

但是，他仍然繼續尋求其它的治療方法。大約四年前，其妻看到森下博士所寫的書，於是前往茶水診所就醫。

基於對森下博士的信賴，他開始進行飲食療法。在剛開始的三個月內，體重減輕了二十公斤；之後一～二年內出現恢復期的好轉反應，腰和背部疼痛，而且還有輕微發燒。經過他和妻子的努力，如今癌症已經完全消失，再度和以前一樣過著健康的生活。

◇克服糖尿病的七十三歲男性

這位老先生於五年前經醫師診斷為糖尿病，醫生告訴他：「糖尿病終其一生都無法治好，但只要注意飲食，還是可以過著和健康人同樣的生活，你不必太擔心。」後來他聽朋友提起「森下敬一博士可以藉著飲食療法治好糖尿病或癌症」，於是立刻前往茶水診所接受治療。

診斷結果除了糖尿病以外，更令人感到驚訝的是，昔日（大約二十年前）所服用化學藥劑的毒素，至今仍殘留體內，尤其是胸部出現如水泥般的硬狀附著物。

持續飲食療法一段時間後，體調逐漸好轉。二年後，森下博士告訴他：「糖尿病已經痊癒了。」從那時開始，化學藥劑的毒素不斷排出體外，現在大致已經完全排出，身體也恢復了健康。

◇克服過敏性皮膚炎、氣喘的十歲男孩

這名男孩在出生後幾個月就罹患了嚴重的過敏性皮膚炎，皮膚科醫生雖投與副腎皮質荷爾蒙，但病情並未好轉。到了最後，甚至連醫生也束手無策：「現代醫學無法治癒這種病。」

後來他的父母知道森下博士的飲食療法，於是帶著一歲七個月大的他來到茶水診所，開始實行飲食療法。治療剛開始時，只出現了氣喘症狀，原以為會逐漸好轉，沒想到治療以後症狀卻更加惡化。

他之所以無法立即痊癒，是因為在將化學藥劑排出體外時產生了體質改善反應所致。在森下博士的鼓勵下，他仍持續進行飲食療法。經過四～五年後，現在他已經不再為過敏性皮膚炎和氣喘所苦，每天都很有元氣地上學去了。

由以上的例子可以知道，「乳癌」「肺癌」「肝癌」「骨癌」等各種癌症，以及「糖尿病」「過敏性皮膚炎」「氣喘」等難病，採用森下式飲食療法治癒的機率相當高。

除此以外，「胃潰瘍」「膀胱癌」「膽囊癌」「慢性肝炎」「腎變病」「腦中風」「重症肌肉無力症」等難病，治癒的例子也很多。當然，因「不孕症」而來到診所接受治療，最後終於生兒育女的人也不在少數。

那麼，到底要花多久時間才能克服難病和慢性病呢？時間的長短，會因疾病種類和程度而有所不同。快則一～二年，如果大量服用化學藥劑或接受放射線治療，則需要五年以上的長期抗戰，平均數字為三年左右。

飲食療法的特徵，就是只要肯花時間，一定能夠完全治好。

癌症和慢性病從罹病到發病，往往會經過一段潛伏期，因此要治好也需要花較長的時間。

飲食療法並不是一開始就能使病情好轉，期間可能會出現暫時惡化的現象。尤其是大量服用化學藥劑的人，往往會產生更強烈的反應。這是為了排除體內毒素而產生的體質改善反應，又稱為好轉反應。不必擔心，意志堅定地持續進行才是最重要的。

森下式飲食療法的飲食，具有治癒難病和慢性病的效果，對健康的人來說，是能夠提高自然治癒力，預防疾病、提高壽命的健康食。因此，健康的人也可以將其當作疾病預防食加以利用。

●足以奪得諾貝爾獎的森下博士的「腸造血理論」

在森下博士的指導下，許多癌症等難病患者，藉著實行飲食療法而使病情好轉，這就證明了森下理論是正確的。

那麼，飲食療法的原點，也就是森下理論，究竟是什麼樣的理論呢？其基礎就是森下博士在東京醫科大學、東京齒科大學生理學教室所研究的血液生理論。

森下博士的血液生理論，簡單地說就是「食物在消化管腸內變成血液，血液再變化為體細胞」，這是前所未有的革新理論。過去，人們認為「食物會成為血、成為肉」，但森下博士卻提出不同的看法。

森下博士這個革新理論的中心，就是血液是由腸所製造出來的，亦即「腸（消化器官）造血說」。現在的血液學認為血液是由骨髓所製造出來的，而一般人對於「骨髓造血說」也都深信不移。此外，生物學和基礎醫學的教科書，更明白寫道：「血液是由骨髓製造出來的。」然而，森下博士卻證明這是一大錯誤。

在血液生理學方面，森下博士推翻了以往血液由骨髓製造出來的骨髓造血說，提出血液是由消化器官製造出來的腸（消化器官）造血說。這有很多顯微鏡照片及連續攝影影像作為證據，任何人都無法加以否認。

如果這個新主張能獲得學會的認同，相信一定能獲得諾貝爾獎，因為這是一項劃時代的成就。問題是，一旦承認腸造血說，許多醫學界的頂尖權威，恐怕都必須臣服於森下敬一這個新加入的年輕學者之下。如此一來，豈不是等於承認自己以往所學、所教的東西都是錯的了嗎？對先進們來說，這象徵著權威的喪失。

為了保有自己在醫學界的權威地位，日本醫學界的權威人士乾脆不承認森下敬一的腸造血說，抹煞森下的革新理論，亦即將森下敬一和森下革新理論排除於學界之外。

眼見研究成果不獲醫學界的認同，於是森下博士從東京齒科大學轉往日本紅十字會血液中心工作。

由於醫學界的權威主義依然根深蒂固，不肯承認正確的研究成果，因此直到現在，錯誤的理論依舊寫在生物學和基礎醫學的教科書上。仔細想想，這實在是非常奇怪的事情。小的錯誤還可以容許，但人類血液由何處製造出來，可是攸關醫學基礎的重要情報啊！病理學是以血液生理學等基礎醫學為基石而建立起來的，一旦血液生理學的基石崩潰，病理學，也就是現代醫學就如同空中樓閣一般，也會整個崩潰。

既然現代醫學是植基於錯誤的血液學，其所進行的醫學當然也是錯誤的。血液究竟是由何處製造出來的呢？這是與性命休戚相關的重要情報。例如，現代醫學認為，治療白血病的唯一方法就是進行骨髓移植。這種思想，就是源自於血液由骨髓所製造的骨髓造血說。雖然骨髓造血說的說法並不正確，那麼以骨髓移植方式來治療白血病，根本就毫無意義。

假若森下博士的腸造血說能獲得學界的認同，相信現在的醫療一定會成為正確醫療，目前的情況也會完全改觀。

●從觀察蝌蚪產生的森下理論

成為森下理論根幹的「血液是由腸所製造出來」的腸造血說，究竟是如何產生的呢？

當森下博士還是東京醫科大學的學生時，生理學教授告訴他們：「動物的血液是由骨髓製造出來的。」其後有一天，當他在大學附近的新宿御苑看到蝌蚪等，卻不由得產生了疑問。

蝌蚪沒有骨頭，自然也就沒有骨髓，但是卻有血液。如果血液真是由骨髓所製造出來，那麼蝌蚪身上的血液又是從何而來呢？

他從新宿御苑的池塘裡抓了二、三隻蝌蚪，用罐子裝好帶回學校去，用針刺蝌蚪的心臟取其血液，滴在載波片上用顯微鏡觀察。結果，他發現其中存在著與青蛙同樣的紅血球。

因為蝌蚪沒有骨髓，所以可以確定血液絕對不是由骨髓製造出來的。那麼，血液究竟是由何處製造出來的呢？青蛙和蝌蚪之間，應該有共通的增血器官。由於蝌蚪的手腳是後來才長出的，從生物學的常識來看，造血機能不可能是來自手腳的骨髓。

由此可知，血液是由骨髓所製造的骨髓造血說並不正確。確信如此的森下，在圖書館看了很多書，也詳細調查過前人的研究，但卻未能獲得明確的解答。

另一方面，如果血液不是由骨髓所製造，那又是從何處製造出來的呢？動物的身體，大致是由「體細胞」「消化器官」「血液細胞」等三大要素所構成。體細胞（形成肝臟、腎臟、骨骼等的細胞）位於外側，當然不會是製造血液的地方。那麼，血液細胞會不會是從消化器官製造出來的呢？

除了本身與血球類似的原生動物以外，任何原始動物都具有消化器官和血球。這意味著，消化器官可能製造出血液來。但在另一方面，只有進化的脊椎動物才有骨髓。因此，血球的起源應該比骨髓更為古老。

從發生學的觀點來看，認為後來形成的骨髓能製造出血液，實在是非常怪異的理論。這時，森下的腦海中突然浮現腸（消化器官）造血說。

就這樣，森下打從學生時代就對以往有關血液生成的說法抱持很大的疑問，同時也致力於確認自己的腸（消化器官）造血說是否正確。

以此為契機，森下博士一腳踏進了血液生理學的研究之路。

大學畢業後，森下進入生理學教室，仍然執著於學生時代所產生的「血液是由何處製出來」這個大主題，獨自進行研究。

森下敬一先生於一九五〇進入東京醫科大學生理學教室，自一九五七年起擔任東京齒科大學生理學教室的助教。在研究生和助教時代，他徹底深入研究血液生理。在這期間，更於血液生理學的範圍內，推翻生物學及基礎醫學教科書的說法，留下足以獲頒諾貝爾獎的偉大成就。

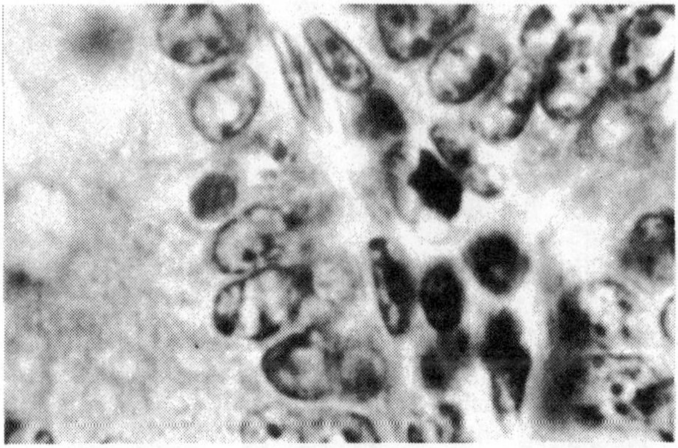

人類典型腸絨毛組織的顯微照片（由森下敬一博士所拍攝）

●解析腸的造血過程

森下博士知道血液是由腸製造出來的，那麼腸是如何製造血液的呢？對此他有以下的說明。

腸的內部表面有腸黏膜，小腸黏膜是由擁有很多突起的「腸絨毛組織」所構成。

腸絨毛組織的表面，是由絨毛上皮細胞所構成，在胃部消化成泥狀的食物送到腸中時，附著於絨毛上皮細胞上。

被消化液消化成泥狀的食物，稱為「無核原蟲類」（由德國學者海開爾加以命名），森下博士所發現的，正是這種無核原蟲類的形態變化。

他發現無核原蟲類具有以下的形態變化。

①、代表泥狀食物的無核原蟲類，附著於腸的絨毛上皮細胞。

②、無核原蟲類在腸絨毛上皮細胞產生變化（食物成為生命細胞）。

③、生前存在的絨毛上皮細胞被擠到內部，變成「紅血球母細胞」。這時，在紅血球母細胞中含幾十個紅血球。

④、紅血球母細胞在細胞壁穿孔，將紅血球送到微血管。

⑤、一部分紅血球經由某些過程而製造出白血球來。

⑥、紅血球和白血球製造出體細胞。

換言之，森下博士發現了食物→無核原蟲類→腸絨毛上皮細胞→紅血球母細胞→紅血球→白血球→體細胞這種形態變化。

此一發現的重點有四：

一、血液是由腸製造出來的。

二、食物經由形態變化，經腸絨毛上皮細胞直接進行形態變化成為血液細胞。

三、生命是由食物這種無生物所誕生的。

四、白血球和體細胞是由紅血球所製造出來的。

希望知道詳細內容的人，請參閱森下博士所寫的『自然醫學的基礎』及『血球的起源』等書。

除了此一驚人的大發現之外，森下博士更拍下許多顯微鏡照片及連續攝影圖片。更進一

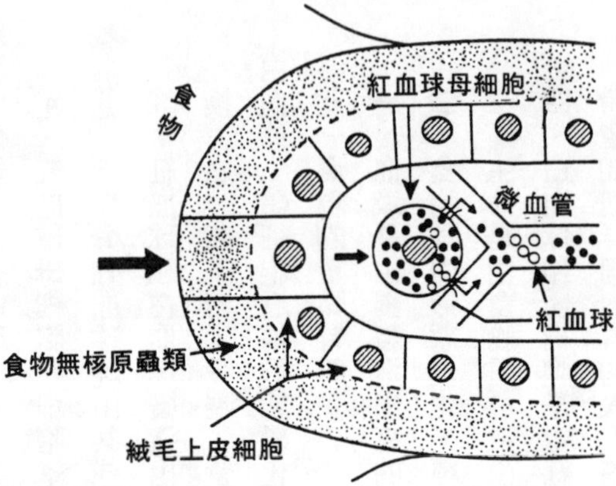

腸內造血構造

經由食物→食物無核原蟲類→絨毛上皮細胞→紅血球母細胞→紅血球的過程製造出血液來

步證明了這個不容否認的事實。然而，腸造血說和森下理論卻被視同洪水猛獸，遲遲無法獲得醫學界的認可。

森下博士的四大發現當中，包含了足以推翻當前醫學、生物學作為基礎的定律的「超特大」發現。那就是，食物在體內產生形態變化成為生命細胞，亦即生命是由無生物誕生的。

現在的醫學、生物學認為，生物是由細胞所構成，而細胞產生細胞，生命並非自然發生的。根據現代生物學的基本理論，地球上的生命，只有一次，也就是在三十億年前是由無生物所產生，在那之後即不曾再發生過類似的事情。

森下博士否定了此一理論。

森下博士認為，腸絨毛組織是貪婪地將物體攝入自己組織中的阿米巴原蟲狀的組織，是會不斷產生變化的動態膜而非靜態膜。此外，紅血球母細胞只存在於腸絨毛組織，也證明了腸造血說的正確性。

總之，森下博士的發現，可說是推翻醫學、生物學根本的超特大發現，當然夠資格獲得諾貝爾獎。

●骨髓的造血作用是非常時的倒退現象

動物身體是由「體組織」「消化器官」「血液」等三個要素所構成。今如四二頁圖所示，以食物為中心，用同心圓的方式來表示。貫穿身體中心的是食物，將其包住的是腸（消化器官）。食物通過腸壁變成血液細胞，血液細胞又變化為肝臟、腎臟、骨骼等的體細胞。

換言之，動物身體是從食物變成血液、血液變成體細胞，由同心圓的中心，不斷朝外側形成離心性的發展。

目前，一般人仍對血液是由骨髓製造出來的骨髓造血說深信不疑。但是，森下理論卻與此相反。那麼，這是否表示骨髓無法製造血液呢？倒也未必。根據森下博士的說法，在某些特殊的情況下，血液可由骨髓製造出來。

例如，因絕食、斷食而致食物無法到達腸內時，便無法製造血球而導致血球成分不足。在這種狀態下，為了維持血球數目，會出現由體組織形成紅血球的倒退現象。

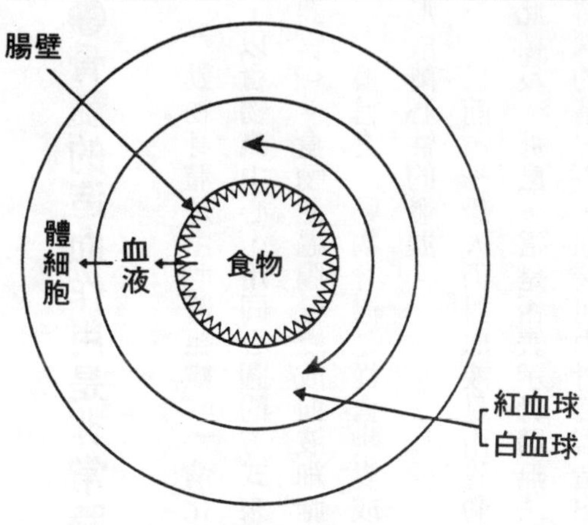

身體的基本構造

由體組織倒退成紅血球的現象，最初主要發生於脂肪組織。首先是皮下脂肪倒退為紅血球，而骨髓也是一種脂肪組織，因此採取斷食時，和皮下脂肪一樣，骨髓脂肪也會出現倒退為紅血球的現象。

現在成為定論的骨髓造血說，是根據當年研究人員所進行的一項實驗，也就是讓雞和鴿子絕食十日，從而發現骨髓組織產生造血現象的結果而來的。但是，在絕食、斷食等非常狀態下出現的造血現象，也就是由體組織倒退形成血液的現象，與平常進行的造血現象並不相同。

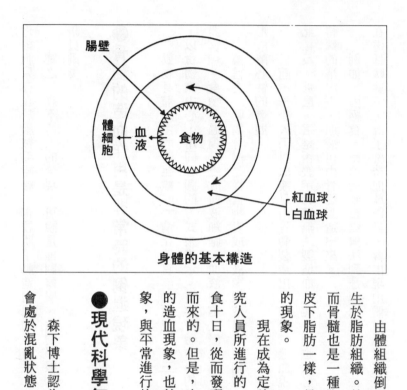

●現代科學無法解析生命現象

森下博士認為，現在的生物學、醫學之所以會處於混亂狀態，陷入瓶頸，原因就在於現代科學的想法，必須符合生物學和醫學的想法。

生物學和醫學是研究生命現象的學問。所謂生命現象，不僅包括有形之物，同時也包括肉眼看不到的事物在內。生命現象的波動是螺旋狀，整體而言並非直線，而是可逆的。

至於現代科學，則是只以肉眼看得到、具有形體的事物為研究對象的學問。現代科學，也就是西洋科學，有相當清楚的排中律，不是白就是黑、不是左就是右，是分析性強、直線不可逆的想法。因此，森下博士的明白指出，對於生物學和醫學的研究，即使導入現代科學的想法，也無法解析生命現象。

這到底是怎麼回事呢？原來，包括人類在內，生物並不單只是由物質所構成。以人類為例，除了肉體以外，還有肉眼看不到的生命體（第二章將會說明的高次元意識體）存在，故森下博士主張，不只是肉體，還要同時研究肉眼看不到的生命體。

森下博士認為，生物學和現代醫學的範圍，是由以下四大定律所支配，但它們彼此之間卻又互相矛盾，同時予以承認實在是非常可笑的事情。

①歐帕林的生命自然發生論……在昔日，地球上只有無機物，後來由無機物形成有機物，有機物的一部分成為蛋白質，蛋白質繼續發展為最初的原始生命，這就是原始生命誕生說

②達爾文的進化論……所有的生命，都是一邊適應生活環境一邊產生變化，同時在自然淘汰的原則下不斷地進化、發展。

③**菲爾休的細胞理論**……細胞是細胞經由細胞分裂而產生的。

④**孟戴爾・摩根的遺傳學說與德夫・里茲的突變說**……細胞有遺傳因子，掌管遺傳。另外，生物的進化是由突變而產生的。

其中，①、②有關生命會改變的說法是正確的，但③、④的生命不變說則是錯誤的，應該趕緊改正過來才好。同時承認生命變化說與生命不變說，的確是非常可笑的主張。

●生物學、醫學的重大錯誤

今將森下博士所指出生物學、醫學的錯誤整理敍述如下：

①**細胞為生命最小單位的說法並不正確**

即使細胞毀壞，生命仍然存在。構成細胞的顆粒，才是生命的最小單位，這點已由森下博士在顯微鏡下加以確定。

②**細胞只能由細胞產生的說法並不正確**

在體內，細胞是由食物所誕生。換言之，無生物也會產生生命細胞，因此細胞只能由細胞產生的說法並不正確。

③**細胞只能藉由細胞分裂而增加的說法並不正確**

細胞分裂的現象，只在細胞發生時出現。通常必須藉由分化、融合、發芽等，才能使細胞增殖。認為癌細胞是因為細胞分裂而增殖的想法，其實並不正確。

④一切生命體都是單由細胞構成的說法並不正確

不具有細胞構造的組織，包括脂肪組織、橫紋肌組織、骨骼、牙齒等，因此一切生命體都是單由細胞所構成的說法並不正確

⑤紅血球係由骨髓所製造的說法並不正確

血液由骨髓製造出來的情形，只有在非常時期才會發生；通常，腸內的食物無核原蟲類會產生形態變化而製造出紅血球。

⑥顆粒白血球在骨髓製造、淋巴球在淋巴組織製造的說法並不正確

顆粒白血球和淋巴球，都是由紅血球（或組織細胞）經由幾個過程而製造出來的。這點已經由森下博士加以確認。

●非生命物質（無核原蟲類）產生生命

森下博士除了發現血液是由腸所製造出來的以外，同時也發現了在體內無生物會產生生命。

現代的醫學、生物學認為，生命的誕生是在遠古時代（三十億年前）發生，而生命只能由生命產生的想法是正確的。換言之，生命絕對不會來自非生命，亦即否定了生命的日常自然發生。

然而森下博士卻認為，食物消化後形成的非生命物質無核原蟲類，會在腸內變化為生命細胞，亦即在腸內由非生命物質產生生命物質。

現在的醫學、生物學認為，無機物、有機物、蛋白質等非生命體與單細胞生物、植物、動物等生命體之間，存在著巨大的鴻溝，非生命體絕對不可能輕易變化為生命體。但是，在腸內的非生命卻可以輕易換為生命體，這表示非生命體與生命體之間並未存在著巨大的鴻溝，甚至可以說是相連的。

前面說過，無核原蟲類一詞，是由達爾文的繼承者，德國的海開爾所提出的。他認為，在發展為細胞的前階段，有無核的「未完成細胞」物質出現。所謂的無核原蟲類，就是這種「只具有一半生命的物質」。另外，俄國的醫生兼生物學家蕾蓓辛絲卡雅女士，也確信無生物可以產生生命，其中間物質即為「活著的物質」。

在拙著『超科學書卡塔卡姆納之謎』中，曾經提及日本的天才科學家楢崎皐月也確認了生命的自然發生。

在接到「生命的發生方法」的專利申請後，日本通產省的微生物研究所於一九七〇年三月公開進行實驗，結果確認無機物質會自然發生微生物。

由此可知，主張生命日常自然發生的人，並非只有森下博士。這是許多表現傑出之前輩的共同主張，只是未獲學界的認同罷了。總之，森下博士「生命是由無生物於日常發生」的發現，是徹底改變醫學、生物學基本定律的一大發現。

●疾病的原因在於飲食的品質

另外，森下博士還發現食物可以直接變化為血液，因而提出革新的血液生理論，並以此理論為基礎，確立了他獨特的病理論。所謂病理論，就是人類為什麼會罹患疾病的理論。

根據森下博士的說法，疾病是由於血液污濁所引起的。至於血液污濁的原因，則是由於製造血液的食物所致。要言之，血液污濁是因為飲食內容不良所致。

飲食內容不良時，會在腸中產生腐敗現象，而腸中腐敗將會成為疾病的原因。

當腸內產生腐敗時，會生成病原性病毒及其它腐敗產物，在其被吸收到血液中的同時，於腸內製造的紅血球的素質也會降低。換句話說，血液世界會發生異常。

肝臟、胃臟、骨骼等體細胞，是由血液所製造出來，因此一旦血液發生異常，體細胞也會出現異常和偏頗現象。屆時在胃會引起發炎、胃潰瘍、胃癌，在肝臟會引起發炎、肝硬化、肝癌等疾病。

森下博士認為，癌症、風濕、糖尿病等難病或慢性病，都是因為飲食內容不良而引起的。那麼，什麼樣的飲食會成為疾病的原因呢？

根據森下博士的說法，人類原本是草食動物，食物應該以草食為主，但是現在卻增加了肉食（動物性蛋白質食品）的攝取，於是成為引起難病和慢性病的最主要原因。

攝取動物性蛋白質為什麼會引起疾病呢？人類原是草食動物，因此攝取肉食時容易在腸中引起腐敗。一旦引起腐敗，就會產生病原性病毒及胺類、氨氣、酚、硫化氫、吲哚、糞臭素等腐敗產物，並進入血液中使血液污濁，同時降低紅血球的質。癌症等難病和慢性病，就是因為這些原因而產生的。

●製造疾病的可怕食品

會引起難病和慢性病的，主要是動物性蛋白質食品。除此以外，還有很多食品也會引起疾病。

森下博士指出，腐敗性之強不亞於動物性蛋白質食品的，就是「精白食品」。所謂精白食品，就是精製、非自然的食品，以白米和白砂糖為代表。其中，白米尤其容易成為疾病的原因。

精白食品在未經加工，也就是自然狀態下時，含有大量礦物質和酵素。例如，精製前穀物的外表及胚芽部分或精製前的黑砂糖，都含有豐富的礦物質、酵素等有效成分，但後來卻因加工精製而幾乎全部喪失。

幾乎不含任何有效成分的精白食品，容易在腸內停留，使消化酵素的功能遲鈍，腸黏膜的機能失調。結果，容易在腸內引起腐敗，和動物性蛋白質食品同樣成為慢性病的原因。

此外，化學鹽和化學調味料等，也是對身體不好的食品。

為了增進各位的瞭解，森下博士特別針對慢性病種類及其與引起該疾病的食品之間的關係提出說明。

◇**血管疾病**……主要是由白米、白砂糖等精白食品所引起。

◇**心臟疾病**……肉、牛奶、蛋等動物性蛋白質食品為主要原因。

◇**過敏性疾病**……牛奶和乳製品爲其原因。

◇**肝炎、腎炎**……動物性蛋白質食品為其原因。

◇**癌症**……精白食品和動物性蛋白質食品，例如，白米、白砂糖，肉等為主要原因。

◇**白血病**……原因在於大量飲用牛奶或經常攝取白砂糖等。

●對身體有益的食品與有害的食品

根據森下理論，因為慢性病和難病是由飲食所引起的，所以只要飲食正確，就能治癒癌症等難病和慢性病。那麽，應該攝取哪些食品才能治療癌症和慢性病呢？森下博士認為，以下的飲食才是正確的飲食。

首先必須停止攝取可能引起難病和慢性病的食物。特別需要注意的，是動物性蛋白質食品和精白食品一定要停止攝取。

具體而言，就是牛奶、豬肉、雞肉、羊肉等一切肉類，火腿、香腸、培根等一切加工食品，以及牛奶、雞蛋等食品，全都必須停止攝取。

另外，白米、白砂糖、精製鹽及精白麵粉所做的白麵包、拉麵、烏龍麵、義大利麵、匹薩、點心類等，也必須停止攝取。但是，在停止上述食品的攝取出以後，應該以何種飲食來代替呢？那就是糙米•菜食，亦即以糙米為主食，蔬菜為副食。

主食除了是糙米以外，如果能在糙米中加入麥、稷、小米、玉米、小紅豆、黑豆等雜糧，則更為理想。換言之，以糙米雜糧飯為主食更好。不過在此有一個條件，那就是主食必須在五成以上。

副食以蔬菜為主，而且儘量選用應時蔬菜。除了蔬菜以外，還要多攝取海藻類和小魚貝類等。

充分咀嚼糙米、菜食是必要條件。充分咀嚼可以使唾液和食物完全混合，在腸內容易消化，形成「良質的無核原蟲類」，進而製造出好的血液來。

慢性病的原因之一，在於自然治癒力減退。因此，除了糙米、菜食以外，為了提升自然治癒力，還要多攝取基礎（健康）強化食品，飲用基礎藥草茶，自然就能有效地消除疾病。

如能基於森下理論持續這種飲食，癌症等難病和慢性病治癒的機率相當高。

●森下式自然食療法

為了證明自己所提出的血液生理論和病理論是正確的，於是森下博士將以此為基礎的飲食療法，用於茶水診所的臨床上，治療西洋醫學無法治好的癌症等各種慢性病。

接著就為各位介紹茶水診所實際指導患者採行的飲食療法。

其內容如下：

①主食為糙米雜糧飯撒上芝麻鹽，一口需咀嚼一○○次以上，且主食必須超過五成。

主食以用糙米混合雜糧煮成的飯最為理想。在主食糙米雜糧飯上撒上芝麻鹽，每一口咀嚼一〇〇次以上為重點所在。食物充分咀嚼後可與唾液完全混合，既可減輕胃腸消化的負擔，又能細細品嚐食物的美味，以防止過食。吃一口飯咀嚼一〇〇次固然辛苦，但這麼一來就不會吃得很多，而少食有助於減輕胃腸的負擔。

②副食以應時蔬菜為主，同時也要攝取海藻類、大豆製品、小魚貝類，其量可與主食相同或更少。另外，也可適量攝取梅干、醃蘿蔔等醃漬菜。

副食應以根菜、葉菜類等蔬菜類為主。胡蘿蔔、牛蒡、蓮藕等根菜類連皮吃的話，有助於增強體力。菠菜、小油菜、萵苣、蘿蔔葉等葉菜類，更要多多攝取。大豆雖含有豐富的蛋白質，但由大豆發酵而成的味噌，納豆等發酵食品，卻對身體很好。海中食品如羊栖菜、昆布等海藻類，也對身體很好。至於小魚貝類，則應整個吃下去。

不只解救難病患者，還能當成長壽食、以糙米菜食為主的森下自然醫食

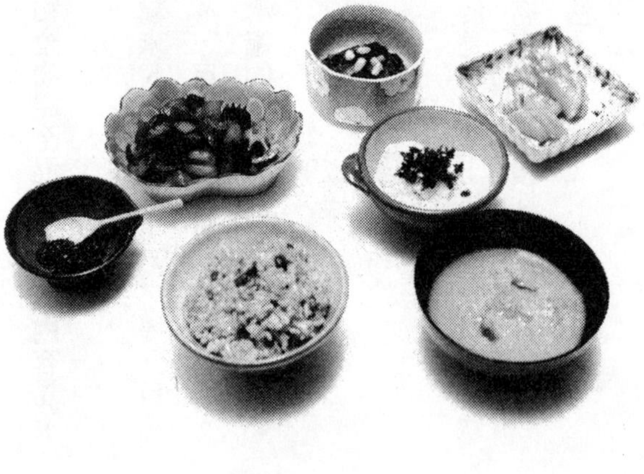

副食量必須在主食量以下是很重要的。梅干、醃蘿蔔等醃漬菜也要適量攝取，藉以補充鹽分的不足。

另外必須注意的是，副食應完全排除肉類，魚貝類除了小魚貝類之外，也不宜攝取。

③調味料以天然釀造的醬油、味噌、自然鹽為主。

天然釀造的醬油、味噌之所以好，是因為發酵食品對身體有益。鹽以含豐富礦物質的天然鹽來代替精鹽，對身體比較好。

④調理及飲用的水，全都必須經由能產生能量的石頭處理過。

現代的水質普遍很差，為了健康著想，最好使用以能產生能量的石頭（茶水診所建議使用太陽石）處理過，含有礦物質的能量水。

⑤服用醫生指示的基礎強化食品及基礎藥草茶。

基礎強化食品包括胚芽、葉綠素、酵素、高麗人參等，基礎藥草茶則包括枸杞茶、蕺草茶、車前草茶、艾草茶、薏米茶等。上述食品在排除體內毒素的同時，還能淨化血液，提高自然治癒力，根治癌症及慢性病。

⑥以一天二餐為原則，食量應保持在七～八分飽，一旦過食將會使體調崩潰。

現在的人多半仍然保持一天三餐的習慣，但事實上一天二餐才符合人的生理。二餐是指午餐和晚餐，不吃早餐對身體有益。此外，一次不可吃得太多，大約七～八分飽即可。

以上的飲食療法，簡單地說就是以糙米雜糧飯為主食，以完全禁絕肉類的菜食為副食，而且一天只吃二餐，每餐都不可過分攝取，同時還要充分咀嚼。

只要很有耐心地持續此一飲食療法，癌症等慢性病自然能夠治癒。

必須提醒各位的是，飲食療法不可能在短短幾個月內就治好疾病。通常要持續實行好幾年，才能將疾病完全治癒。以癌症等難病和慢性病為例，平均要三年的時間才能治癒。

由於難病和慢性病在發展為疾病之前，必須經過一段很長的醞釀期，因此要完全恢復，當然也需要花較長的時間。

既然治療需要花這麼長的時間，那麼在這期間病情會不會惡化呢？這些擔心其實都是多餘的。

現代醫學認為癌細胞會不斷增殖，事實上根本沒有這回事。森下敬一博士斷言，只要開始進行飲食療法，就能抑制癌的持續惡化。

對於癌症，西洋醫學是以切除癌病巢的手術療法、服用抗癌劑的藥物療法，照射放射線的放射線療法等進行治療。而在前來茶水診所求醫的患者當中，很多都會接受過上述的醫療方法，但是最後並未產生效果。

據森下博士表示，接受過抗癌劑等藥物療法、放射線療法後再實行森下療法的患者，痊癒的速度多半較慢。相反地，如果沒有接受過上述療法而直接進行森下療法，則癌症迅速治癒的機率相當高。

詢問森下博士前來茶水診所就醫的癌症患者的治癒率有多少，他的回答是六五％左右，而且其中很多都是被西洋醫學宣布放棄的末期癌症患者。一般來說，光是遵照醫師的指示在家中進行療法並不容易，由此正足以顯示出這是極高的治癒率。

●疾病是告知環境發生偏差的警訊！

發現體內有「食物變化為血液、血液變化為體細胞」這種生理機能的基本流程的森下博士，對疾病有以下的看法。

會在身體引起反應的慢性病，是在基本流程中發生的。首先是從食物在腸內引起腐敗開始，腸內腐敗會形成腐敗產生及病態病毒，並進入血液中使其汚濁。在循環身體的過程當中，汚濁的血液會導致組織發炎。癌症、心臟病、糖尿病、神經痛、胃潰瘍等難病和慢性病，全部都是因為這個原理而產生的。

對於疾病現象，森下博士有以下的敍述。

「疾病是出現在人體的偏差，同時也反映出此人所處生活環境的偏差。與人關係密切的生活環境，包括「食物」「運動」「精神」在內一旦正確，疾病自然就會消除。

不只如此，人體本身也是有矯正偏差的功能，一般稱之為自然治癒力，醫學上則稱為生物體恆常功能。

疾病是自然治癒力企圖使身體恢復健康而引起的現象。以發燒為例，當自然治癒力發動時，身體熱度無可避免地會向上提升，因此勉強退燒其實並不好。

疾病，可說是告知個人生活環境（「食物」「運動」「精神」）發生偏差的警訊。所以，只要改正生活環境的偏差，疾病自然能夠痊癒。

人類要想保持健康，以下三點非常重要：

①保持心情穩定，亦即精神狀態良好。

②充分使用身體，亦即從事適度的運動。

③採行不會引發疾病的正確飲食。

其中最重要的是③。前面說過，慢性病、難病最主要的原因在於飲食，是以改善飲食可說是治療癌症等難病和慢性病的最佳方法。

簡言之，森下博士的主張就是：慢性病是因食物內容導致血液汚濁，汚濁的血液在體內不斷循環、造成組織發炎而引起的。發炎症狀會出現在人體較弱的部分。至於疾病現象，則是告知身體已發動自然治癒力以恢復健康，以及人體與環境並不調和的警訊。病患只要設法找出與環境調和的生活方式，一定能使病情獲得改善。

●現代醫學的生命觀是錯誤的

森下博士認為，現代醫學對疾病的看法，根本上就是錯誤的。

現代醫學固然發達，但病人並未減少，而且癌症等難病和慢性病仍舊無法治癒，由此即可證明現代醫學根底的生命觀（＝醫學思想），本質上就是錯誤的。一般對疾病的看法，有以下二種。

①**病原體說**……認為疾病是由於病原體惡作劇而偶然產生的。將身體比喻為好人的話，那麼壞蛋就是由體外進入的病原體（細菌或病毒等），當其侵入體內時就會引起疾病。換言之，疾病是因偶爾運氣不好而產生的。

這時最好的治療方法，就是趕走（攻擊）病原體。只要攻擊、消滅壞蛋病原體，身體就會恢復健康。而用來攻擊、消滅病原菌的方法，包括化學療法、手術療法、放射線療法等。採取攻擊性治療法時，固然可以將病原體殺死或去除，但患者身體的自然性也會受損，使得體質變弱，結果反而縮短壽命。

②**自然療能說**……認為人體與引起疾病的因子是密不可分的。不只是發病因子，生活環境與人之間的關係也是一體的。也就是說，疾病是由於生活環境發生偏差所引起的，疾病現

象則意味著自然治癒力的發動。從這個觀點來看，疾病應該是「好」的。

在上述二種說法中，②的自然療能說才是正確的說法。現代醫學的主流為西洋醫學，而西洋醫學是採納①的病原體說。現代醫學由於科學技術的發達，醫療技術非常進步，但卻無法治癒疾病，其原因就在於它對疾病的看法根本上就是錯誤的。

①的病原體說屬於二元論，認為發病的舞台「體」與其它的侵略存在「病原體」是並列的。②的自然療能說則屬於一元論，認為疾病是因生活環境有所偏差而引起，亦即將生活環境與人視為一體。根據森下博士的主張，一元論是正確的，二元論則是錯誤的。

森下博士認為，現代（西洋）醫學的缺點，就在於對疾病的看法有誤。疾病是自然治癒力的發動。告知生活環境發生偏差的「好事」，但現代醫學卻認為疾病是因運氣不好所致，代表「壞事」。因為將疾病視為壞事，所以，如何進行攻擊以將其擊潰，便成為現代醫學治療疾病的根本想法。

因為對疾病的看法錯誤，現代醫學成為無法治療癌症和難病的醫學。

●新發現！細菌和病毒是在體內出現的

現代醫學認為細菌和病毒等病原菌是由外部侵入體內，從而導致疾病。

但是，森下博士並不認同這種說法。他認為，細菌、病毒等微生物，是在體內自然發生（＝「自然湧現」）的。

前面說過，森下博士發現在體內無生物可以產生生命體、紅血球的細胞膜遭到破壞後細胞質溶出，形成顆粒白血球和淋巴球。

觀察到此一現象的森下博士認為，細菌和病毒是體內湧現的生命自然發生現象。

「人類的體細胞有膜和核，以及被膜包住的細胞質。如果是健康體，則構成細胞的細胞質、膜、核等要素全部呈膠質狀。反之，一旦發生異常，原本均勻的膠質構造會發生變化，改為析出顆粒。這些小小的顆粒就是細菌，而病毒是比細菌更小的顆粒。也就是說，病毒與細菌之間是可逆的。

細胞突然崩潰時，在短時間內會倒退變成紅血球；當細胞到達一定的壽命時，在一段時間內會逐漸老化、崩潰，這時細胞會以細菌或病毒的形式排出體外。

由體細胞產生細菌或病毒，是生理上常有的現象。罹患疾病時，體細胞會出現發炎症狀，成為病變細胞，由此產生的細菌和病毒，性質和健康時不同，成為病原細菌和病原病毒。

一旦感染了病原細菌或病原病毒，將會引起疾病。不過，大部分的病原細菌和病原病毒，都是由患者體內所產生的。」

病毒和細菌是自然發生的——這是森下博士的重大新發現。

今將森下博士的各項發現整理，敍述如下：

●一般的正常細胞，在壽命終結時會告崩潰，以病毒、細菌的形式排出體外。也就是說，細菌和病毒是在體內自然發生的。

●細菌和病毒是可逆的。具體而言，就是病毒來自細菌，而病毒聚集在一起也會成為細菌。

●病變細胞會自然產生病原細菌及病原病毒。病原細菌、病原病毒的的自然發生，是病變細胞崩潰排出體外的現象。

●病原細菌、病原病毒具有傳染引起疾病的能力，因此可能因病原細菌、病原病毒的傳染而罹患疾病，不過大部分的病原細菌和病原病毒，都是在患者體內自然發生的。

如果以上情報正確，那麼目前在世界各地迅速蔓延。但卻苦無治療方法的愛滋病，除了由感染以外，也可能是在自己體內自然發生。

總之，這些發現都是足以推翻以往基礎醫學及生物學理論的重大發現。

●世界各長壽地區的飲食證明了森下自然醫食的正確性

一九五〇年自東京醫科大學畢業後，森下博士致力於研究血液生理學，結果發現腸（消化器官）中的食物會變成血液、血液再變成體細胞，據而推翻以往的骨髓造血說，取得了劃時代的成就。與此同時，他還逐一分析癌症等難病和慢性病，是由於攝取肉食和精白食品使血液污濁而造成的。

知道了難病和慢性病的原因之後，博士自一九七〇年起，開始將根據自己的病理論而想出的飲食療法應用於臨床上，並開設茶水診所，指導癌症等難治疾病患者進行飲食療法，藉此證明他的理論是正確的。

擔任茶水診所院長一職的森下博士，除了負責指導難病、慢性病的恢復之外，並自一九七五年起親赴世界各長壽地區，展開長壽的研究調查。

促使博士對世界各長壽地區進行研究動機，源自「能夠預防、治療癌症的自然醫食，是否能夠成為健康長壽的飲食？」的想法。為了找出正

1992年赴中國廣西・巴馬進行長壽研究，與117歲的韋卜新談笑的森下先生

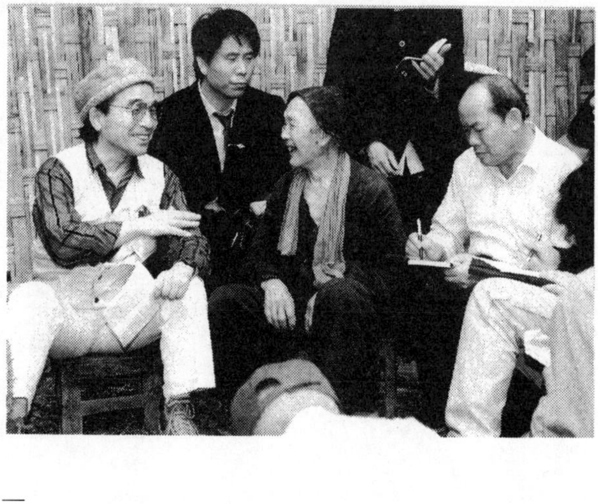

確答案，博士在過去十八年內，曾三十五次前往世界各長壽地區進行實地調查。

世界著名的三大長壽鄉，包括高加索地區的格魯吉亞、巴基斯坦的芬札及南美厄瓜多爾的比爾卡邦巴。根據實地調查的結果，博士發現新疆的維吾爾及廣西的巴馬兩個地區，也可列為長壽鄉。

對這五大長壽鄉的調查結果，正如先前所預料的，長壽人士的飲食方式，與森下自然醫食大致相同。此外，五大長壽鄉的長壽人士，大多具有以下的共通點。

●居住在高地環境較佳處。

●飲食內容大致與森下自然醫食相同。

一、以未精白的雜糧為主食。

二、以不使用化學肥料的天然蔬菜，水果為副食。

三、幾乎不攝取肉食。

四、少食。

五、菸酒均保持適量。

●過著沒有壓力、規律正常的生活。

●經常活動身體。

由此可知，長壽的條件就是居住在環境較佳的場所，攝取對身體有益的飲食，過著沒有壓力、精神平靜的生活，並能充分活動身體。

森下博士認為，如果採行這種生活方式，人類將可活到一百五十歲。

除了治療疾病以外，森下博士也致力於研究長壽學，希望找出使人類長壽的方法。

●森下自然醫食為宇宙能量食

最後為各位整理、敍述本章的內容資料。

首先，對於癌症、糖尿病等現代醫學難以治癒的難病、慢性病，採用森下博士所建議的自然醫食療法，可以獲得極高的治癒率。

森下博士的飲食療法所根據的，是他所發現的「血液由腸製造出來」的腸造血說。根據博士的說法，疾病是因為攝取肉類及精白食品造成腸內腐敗、血液汚濁，在體內產生發炎症狀而引起的。

既然飲食可以治療疾病，就證明飲食確為疾病的原因之一，同時也證明了腸造血說是正確的。

筆者認為森下博士的自然醫食療法，之所以能治療癌症等難病，主要是由於以下因素所形成的綜合作用：

●不再攝取肉食和精白食品後，自然不容易引起腸內腐敗，結果血液淨化，疾病也隨之痊癒。

●糙米菜食含有豐富的礦物質，營養和宇宙能量，能夠提高自然治癒力。

●作為輔助之用的基礎強化食品、基礎健康茶、活性水等具有極強的宇宙能量，能提高自然治癒力。

●相信自己能治好疾病的精神力量，也能發揮正面效果。

由於這些綜合作用而治好疾病，故森下自然醫食可說是充滿宇宙能量的飲食，而宇宙能量又能提高自然治癒力，所以是難病、慢性病的最佳療法。有關宇宙能量的部分，將留待次章再詳加說明。

先前曾一再提及，博士認為骨髓造血說是錯誤的，同時提出「血液是由腸所製造出來」的說法。除了這個推翻教科書理論的重大發現之外，他還發現無生物會在人體內產生生命，這就是生命自然發生說。

這二大發現以往並未受到醫界的重視，但在現代醫學陷入瓶頸的今日，人們逐漸體認到這還是打破僵局的關鍵所在。

森下博士所提倡的自然醫食，不僅可以用來治療癌症等難病，健康的人也可以將其當成預防疾病、長壽的飲食。

第二章

用真氣光解救難病的中川雅仁

●宇宙與人類同樣具有雙重構造！

相信很多人都深深感受到，現今的地球文明已經完全陷入瓶頸中。人類促使科學文明發達，因而得以過著舒適、便利的生活；但在另一方面，日益嚴重的能源問題、環境問題、人口問題、糧食問題、愛滋病問題等，卻使得許多人對未來感到不安，甚至認為文明再這樣進步下去，將會引導人類走向滅亡。

那麼，現代文明是如何陷入瓶頸中的呢？答案非常簡單：「因為現代科學不知道『宇宙的雙重構造與人類的雙重構造』而任由文明發達。」

所謂宇宙的雙重構造，是指宇宙不光只有物質世界，同時還存在著由現代科學無法檢知的超微粒子所構成的世界。這個由超微粒子所構成的世界，稱為高次元世界或多次元世界。

宇宙＝物質世界＋高（多）次元世界

至於人類的雙重構造，則指人類不單只有肉體，同時還具有由現代科學無法檢知的超微粒子所構成、肉眼看不到的意識體（生命體）。

對於肉眼看不到的意識體，一般稱之為「靈魂」「魂」或「靈生命體」。

有關宇宙和人類的雙重構造，拙著『宇宙能源的超革命』及『引導宇宙能源文明的超轉接』等書中均有詳細的說明，請自行參照。

地球文明之所以陷入瓶頸，主要是因為現代科學抱持「宇宙的一切為物質世界、人類的一切為肉體」的想法而使文明發達。現代文明就是物質文明，而物質文明是精神性較低，較落後的文明，因此當然會出現破綻、陷入瓶頸中。

本書將為各位列舉已經陷入瓶頸中的文明的一部分——「現代醫學」所面臨的瓶頸及其解決方法。我所獲得的結論是，導致現化醫學陷入瓶頸的主要原因有二：

第一，以現代科學為基礎的基礎醫學、生物學太落後。在第一章中曾經說過，這是由森下敬一博士所指出的。

第二，現代醫學根本不知道人類具有雙重構造，純粹由人類只有肉體存在的觀點來發展醫學。

本章稍後將會提到，疾病因肉體（物質）次元而引起的例子非常少，因肉眼看不到的意識體或世界（高次元）而引起的例子則非常多。

本書所介紹的博士們，利用各種不同的現代醫學的方法（所謂的民間療法），以極高的治癒率治癒了癌症等難病和慢性病，或使其減輕。這些民間療法能產生效果，證明了疾病原因大多存在於肉眼看不到的意識體或世界中。

在人類死亡、肉體毀滅之後，肉眼看不到的意識體（生命體）仍能在新的肉體內繼續生存。由此可知，人類本質的生命體，並非數十年即告毀滅的肉體，而是科學尚未認知、肉眼看不到的意識體。

這個肉眼看不到的意識體，一般稱為「靈魂」「魂」或「靈生命體」。只是，如果我們直接稱之為靈魂或靈生命體，恐怕會令人產生宗教的連想。在此我要再次強調，肉眼看不到的意識體實際上是存在的，只是以現代科學的測定機器無法檢知，故未能獲得現代科學的認可。此外，不管是靈魂或靈生命體，在本書中都與宗教無關。

由於靈魂與疾病有關，因此本書不得不探討靈魂的問題。為免讀者產生宗教上的連想，在此特別用「高次元意識體」來代替「靈魂」一詞。

人類＝肉體＋高次元意識體

儘管現代科學對於人類的雙重構造尚未有所認知，但海外部分科學家已經試著用科學方式進行「臨死體驗」「兒童的前世記憶」等研究，企圖證明非肉體的意識體的存在。

所謂臨死體驗，就是從醫學上認定已經死亡的狀態復活、當事人徘徊在生死界線時的體驗。雷蒙・A・姆迪・J博士等科學家曾經表示：「從收集來的衆多臨死體驗中，我們發現每個人都有共通的體驗。這種到死後過程中途為止的體驗，是死後之生的存在的最有力證明。」至於兒童的前世記憶，則是年僅數歲的孩子仍能記憶前世之事，並且將詳細內容告訴父母，其父母為了確認真偽，乃前往當地進行查訪，結果發現一切都和孩子所說的一模一樣。這個例子，是轉世現象的最佳證明。

美國維吉尼亞大學醫學系精神科教授伊安•史蒂文生博士，親自走訪世界各地，收集了二千多個有關兒童前世記憶的實例進行研究，結果確認的確有轉世現象存在。

總之，近來許多海外科學家紛紛致力於研究高次元意識體（靈魂），並且主張人類不單只有肉體存在，同時還有死後世界存在。

而本章所要探討的，就是作用於高次元意識體以克服難病的劃時代療法。

由現有的醫學常識來看，各位或許會覺得不可思議。但是本章起所要介紹的，都是實際發生，如假包換的事實。

我是科學家，具有強烈的合理精神。但是在另一方面，我也不得不承認，光靠現代科學的合理思考無法解決的問題，的確以各種形態存在於這個世界上。

本章稍後所提出的衝擊性症例，在在證明我所主張的「導致現代醫學陷入瓶頸的根本，在於客觀分析主義的破綻」，是正確的。

當然，對醫學家而言，近代以降所培養的科學合理主義，現在仍是必需條件，但如果繼續將高次元意識體的存在視為宗教問題而予以否定，恐怕將會妨礙今後醫學的發展。

能否接受本章稍後所介紹的各種療法及其現象，完全要由各位讀者自行判斷。基本上，我只是以最平實的筆法，將實際上發生在我眼前的各種具有震撼性的事件和情報，源源本本地告訴各位而已。

這原本就是我主張新醫學、科學的使命，此外，我也認為這將有助於讓各位確實感受到高次元和高次元意識體的存在。

●氣功的氣能量是宇宙能量

首先要說明的，是利用氣能量治好癌症、糖尿病、精神病等難病的可能性極高。氣能量並未獲得現代科學的認可，因此儘管近來電視上爭相報導氣功，一般人也知道它的存在，但它仍然是未知的能量。

氣功一般為「氣」，瑜伽稱為「普拉納」。氣和普拉納只是名稱不同而已，實際上是同樣的能量。我將此一未知的能量稱為「宇宙能量」。

關於宇宙能量，我在『宇宙能源的超革命』『解救地球廿一世紀的超技術』等書中均有說明，而本章所介紹的「氣能量」，與宇宙能量相同，故可將其視為宇宙能量之一。

氣能量或宇宙能量究竟是什麼東西呢?現代科學為什麼不承認它的存在呢?在此簡單為

各位說明一下。

在我們周圍有空氣和物體，將空氣和物體去除以後，就會成為真空的空間。簡單地說，宇宙（氣）能量就是存在於真空空間中的超微粒子的能量。

現代科學之所以不承認其存在，主要是因為宇宙能量太小，以現代科學的測定方法無法測得的緣故。現代科學的最小測定界限，為10^{-18}公分，也就是一公分的十億分之一的十億分之一。凡是比這個數字更小的粒子，現代科學都無法檢知。

而宇宙能量就是現代科學最小測定界限以下的超微粒子。

宇宙能量是具有何種作用的能量呢？我認為它是一種「萬能能量」。

宇宙能量能夠成為電、熱或製造反重力。當它成為電時，就可以由空間取得電。如此一來，即使不使用當前世界主要能源石油和核能，一樣可以由空間取得電。有關詳細內容，請參照先前我所提到的書籍。此外，宇宙能量還能治療疾病、增進健康、促進成長、提高各種能力、發現超能力及使運勢好轉。本章所要介紹的，正是宇宙能量的這些作用。

●利用氣能量向難病、慢性病挑戰的中川雅仁

位於東京池袋車站附近的「真壓心診所」，是醫療氣功師中川雅仁利用氣能量進行健康

恢復療法的地方。

利用氣能量治癒的疾病，包括「胃癌」「肺癌」「肝癌」「白血癌」「子宮癌」等各種癌症，及「糖尿病」「高血壓」「風濕」「氣喘」「特應性疾病」「重聽」「精神病」等。很多被西洋醫學放棄的末期癌症患者，都轉向中川雅仁先生求救，而且在氣能量的幫助下逐漸痊癒。

能夠使現代醫學束手無策的難病和慢性病逐漸痊癒——這種情形和前章介紹的森下敬一博士的飲食療法極為類似。

有關氣能量如何使癌症等難病和慢性病痊癒的原理，稍後再為各位說明。而由飲食療法和氣能量治癒西洋醫學無法治癒的難病和慢性病一事，即可證明西洋醫學並非萬能。

中川先生治療疾病的方式大致可分為二種：

其一就是利用他本身的特殊能力，也就是由其身體發出的氣能量照射患者。

其二是利用他所開發的氣能量發生器「高元氣」。

至於輔助方式，則包括使用溶入中川雅仁先生氣能量的錄影帶、電話卡、襯衫等氣能量物品。

一九九四年七月，筆者特地走訪真壓心診所，以觀摩中川先生的療法。

●頭痛、耳鳴、腰痛消失

這一天，來到診所的患者，上、下午各約五十人，全部都是事先預約好的。

為了救治難病及培養氣功師，中川先生一年到頭都在國內外四處奔波，因此一個月只有一天，在東京真壓心診所進行難病恢復指導。每位患者都希望能直接接受先生的能量照射，但是這樣的機會並不多，所以每當先生到診所看診的日子，總是接滿了預約患者。

健康恢復指導分上午、下午各進行一次。上午部分從九點開始應診，首先用「氣流測定器」測定氣的流通情形。氣流測定器與前章森下先生所使用的「多諧雷達」類似。

利用氣流測定器加以測定之後，馬上可以知道患者哪個部位發生異常，而在接受氣照射後再測定一次，則可以藉由數值瞭解氣的流通是否已經改善。

氣是肉眼看不到的能量，因此使接受氣照射，也很難實際感受到氣的存在。這時，氣流測定器就可以用來幫助患者瞭解氣能量的存在。

上午十點左右，中川先生一如往常笑容可掬地出現在診所裡。隨後，他一邊在席地而坐的五十位患者之間來回走動，一邊攤開雙手為全部的人照射氣。這時衆人全部閉上雙眼，然後舒服地接受氣能量，歷時約三十分鐘。

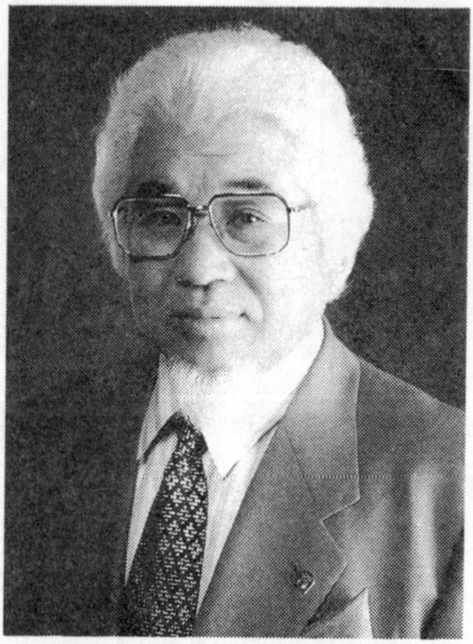

「真壓心診所」的醫療氣功師
中川雅仁先生

氣能量照射結束後，中川先生開始進行個人指導，依序對隔開的五個床位進行氣照射。

首位患者是一名來自秋田的五十二歲男子，症狀包括糖尿病、手腳麻痺及頭痛。

中川先生說：「先來解決頭痛的問題吧！」隨即用手夾住患者頭部，在接下來的十～十五秒內，只見氣能量不斷自其手中釋出。

之後中川先生問道：「頭還痛嗎？」對方表示：「頭痛已經消失了，真是謝謝你啊！」

「現在來幫你解決手腳麻痺的問題。」說著便利用自己的氣能量和高元氣為患者消除麻痺症狀。

接著中川先生的氣能量和高元氣的氣能量，頭痛和手腳麻痺等症狀很快便去除了。

中川先生接著又告訴患者：

「光靠一次指導，很難將糖尿病治好。如果想要痊癒，最好參加每個月在奈良生駒舉行的合宿，或是每天利用高元氣進行氣療法。糖尿病在現代醫學看來是很難治療的疾病，但只要你有治癒的決心，再加上採用氣療法，相信一定能恢復健康。」

第二位患者是來自都內、罹患精神障礙的二十四歲男子。中川先生看過氣流測定器顯示的資料後表示：

「你的病是因為邪氣而引起的。所謂邪氣，就是別的意識體進入你的體內作怪，因邪氣而罹患疾病的情形極為普遍。現代醫學之所以無法治療難病，理由就在於此。精神障礙光靠一次照射無法治好，因此一定要到生駒參加合宿，這樣就能去除邪氣，使疾病消失。至於今天，我會把氣能量輸入你的頭部。」

說著便藉由雙手把氣能量注入患者頭部。

接受能量挹注的患者很高興地說道：「謝謝您，現在覺得頭清爽多了。關於合宿的事，我會仔細考慮的。」

第三位患者是來自栃木縣小山市的三十九歲女子。動過乳癌手術，如今癌細胞已經轉移到肝臟的她，在由朋友口中得知中川先生的事蹟後，立即決定不再進行手術，轉而來到真壓心診所接受治療。

中川先生根據氣流測定器所顯示的資料，對其胸、腹進行氣能量照射，同時還表示：

「妳是因為邪氣而罹患癌症。現代醫學對於癌症，不是動手術將癌細胞切除，就是使用抗癌劑或放射線，其實這些都是錯誤的治療方法。坦白說，現代醫學根本不知道癌發生的原因。以妳的情形來說，一旦去除邪氣，癌症自然就會痊癒。不過，一次治療並不能去除邪氣，建議妳最好到生駒參加合宿。只要妳治癒疾病的意志夠堅強，就一定能使病情好轉。」

接著，是一位來自橫濱的七十歲老婆婆。她的症狀包括膝痛、腰痛、耳鳴等。

中川先生首先將氣能量輸入患者膝蓋。結果，原本痛得連坐都無法坐下的症狀，馬上就獲得改善了。於是又把氣輸入雙耳，結果耳鳴消失了。最後，先生使用高元氣對腰部照射氣能量，結果腰痛也去除了。老婆婆高興之餘，不禁頻頻向先生表示感謝。

像這樣，中川先生利用本身的氣能量和高元氣，依序對患者進行指導，平均每人所需的時間約二～三分鐘。

我這一整天都待在診所裡，參觀中川先生治療患者的情形，發現他對每位患者都是二～三分鐘的時間進行一次特別指導，結果頭痛、耳鳴消失、腰痛改善、原先不能走路的人也能走路了，種種令人難以置信的疾病復原現象，就在我的眼前發生。

中川先生的氣照射的最大優點，在於時間雖短卻具有速效性。不過，一次氣照射通常還不夠，如果想要獲得徹底改善，最好多接受幾次照射。

這天來到診所的，都是罹患胃腸疾病、肝病、精神病、大腸癌、子宮癌、乳癌等各種癌症、風濕、糖尿病、特應性疾病、皮膚炎、膝痛、腰痛等西洋醫學束手無策的患者。

這些罹患慢性病和難病的患者，全都藉著中川先生的氣療法而逐漸痊癒。

●與振壓針治療機的宿命相遇

透過交談，我發現中川雅仁先生是一位個性溫厚、淸心寡慾、如聖誕老公公般慈祥的人。

當然，我之所以會用聖誕老公公來形容中川先生，主要是因為他的白髮、白鬚及稍胖的身軀，乍看之下簡直就是聖誕老人的化身。更重要的是，他還和聖誕老公公一樣和藹可親。

目前中川先生除了投入日本難病協談者的救濟活動外，還積極參與海外難病患者的治療工作，每天都非常忙碌。

也許你會問，中川先生是如何開始利用氣能量來進行疾病恢復指導的呢？在回答之前，首先簡單為各位介紹一下中川先生的經歷。

中川先生是在一九三六年出生於北海道深川市，現年六十歲。父親為從事整體手技療術及整脊療法的東方醫學療術師。

中川先生從小學時代就很喜歡分解、組合手錶和收音機，因此中學畢業後進入深川市一家鐘錶行當學徒。一九五八年間，他決定自立門戶，在札幌開設中川鐘錶行。

中川鐘錶行的生意相當興隆。有一天，一名殘障者向他請教修理鐘錶的技術。由於鐘錶修理技術是自己吃飯的傢伙，再加上要教會一個人需要花很長的時間，如果是一般人，一定會毫不考慮地加以拒絕。但是，中川先生非但沒有拒絕，甚至還因為對方是殘障者而傾囊相授。

一年後，這位殘障者學會了鐘錶修理技術，而且已經可以獨當一面。因為這件事情，殘障人士對於中川先生這位「在一年內教會所有鐘錶修理技術的好人」給予極高的評價，結果許多殘障者都希望能跟隨他學習鐘錶修理技術。

以中川先生的個性，當然不會只教一個人而拒絕其他人。事實上，只要時間允許，他很樂意把鐘錶修理技術傳授給其他殘障人士。

由於前來學習鐘錶技術的殘障者逐年增加，單憑他一個人實在照顧不來，於是他在開設鐘錶行五年以後，另外在札幌開設日本第一家以殘障人士為主要對象的修理鐘錶技術學校，命名為「日本鐘錶學校」。當時，中川雅仁先生年僅二十七歲。

當時的鐘錶，多是由發條和許多齒輪組合而成的機械錶，如果不定期拆開進行維修就很容易發生故障。因此，鐘錶店需要很多修理技師。

到了一九六〇年後半期，石英錶逐漸取代機械錶。石英錶（電子錶）幾乎不會故障，平時除了更換電池以外根本不需要修理。因此，石英錶的普及，卻造成了鐘錶修理業的沒落。

「現在已經是石英錶的時代了。既然沒有工作可做，再教殘障者修理鐘錶的技術也沒有用。」於是中川先生於一九七六年關閉了鐘錶學校，並因此而背負著龐大的債務。

就在這時，中川先生開始對父親的東方醫學產生興趣。在學習的過程中，他發明了「振壓針治療機」。

據說只要將振壓針治療機抵在患部十～十五分鐘，就能治癒腰痛、肩膀酸痛、四十肩、閃腰、扭傷、關節痛等症狀。

這個具有速效性之機器的問世，對患者不啻是一大福音，但是對精於東方醫學的療術師而言，卻是一大災難。因為該機器的效果卓著，根本沒有患者來請他們為其治療，所以療術師們都對其不表歡迎。

不過，中川先生卻有不同的看法：「我才不管有沒有生意上門，能夠儘早減輕、消除患者的痛苦，才是最重要的。」於是他開始致力推廣振壓針治療機。

一九七六年，中川先生於札幌開設壯健社，以整個北海道為目標，採流動診所的方式開始推廣振壓針治療機。他以二人為一組，帶著機器走訪大街小巷，讓病人實際體驗機器的效果。

由於效果確實不錯，因此振壓針治療機非常暢銷。除了推廣機器之外，中川先生還把所收集到的資料全都保存下來，久而久之，只要看疾病種類，就知道應該抵住哪個治療點（穴道）才能使疾病痊癒。這些資料對於現在的高元氣療法，也有很大的幫助。

目前中川先生的主要工作，是在全國各地推廣「高元氣」。

在推廣振壓針治療機的工作獲得順利進展以後，中川先生將據點移往東京，復於一九八二年於池袋和札幌開設現在的真壓心診所。

真壓心診所目前在東京、札幌、名古屋、大阪、廣島、福岡、熊本、琉球等地都設有分支。

另外，中川先生還開發了「穴道探知機」。穴道探知機的原理，是利用穴道對電氣的抵抗力較低，電流容易通過的特點，來找出人體表面抵抗較少的點（穴道）。當探知機來到穴道所在的位置時，就會發出聲音。

先用穴道探知機找出穴道位置，並且打上記號，再用振壓針治療機準確地抵住穴道進行治療，將可大大提高恢復效果。在中川先生的大力推廣之下，振壓針治療機很快地普及全國各地。

●發生宇宙能量的高元氣

正當振壓針治療機在全國各地迅速普及時，一件令人意想不到的事在美國發生了。

一九八四年，中川先生將振壓針治療機帶到洛杉磯加以推廣，結果深獲好評。當時，美國社會正籠罩在愛滋病的陰影下，因此有人質疑振壓針的針可能會使人感染愛滋病。

振壓針治療機的構造，是將十幾根紮成一束的針利用振動器使其振動，藉此刺激皮膚以治療腰痛、肩膀酸痛等症狀。雖然這些針只是刺激皮膚而已，但誰也不敢保證絕對沒有問題。於是，中川先生開始設法開發取代振壓針治療機的新機器。一年後，也就是一九八六年，「高元氣」問世了。

高元氣是活用振壓針治療機的經驗，經過改良而成的製品。它的特色是不再使用針，改以非接觸方式刺激皮膚，而且效果增加三倍、時間大幅縮短、重量也減半為三二〇公克，用起來非常方便。

高元氣是強力的氣發生機，因為是屬於（高氣源）而得名。

那麼，高元氣究竟是如何發出氣能量的呢？關於氣（宇宙）能量的發生構造，請各位參考拙著的介紹。至於高元氣的構造，則大致如下：

其一是高元氣前端部分的構造。約一公分大小的高元氣頭的前端部分，排列了二十五個小金字塔，其下則用永久磁石加以固定。藉著金字塔和永久磁石的組合，就可以從真空的空間中抽出宇宙能量而發生氣能量。

另外一種構造則是利用振動來產生宇宙能量。真空中的宇宙能量，可以藉由振動這種共振作用將其取出。高元氣原本不必振動就能發生氣能量，但是振動的結果，可以增強所發生的宇宙（氣）能量。

中川先生所開發的氣照射裝置「高元氣」與穴道探知機

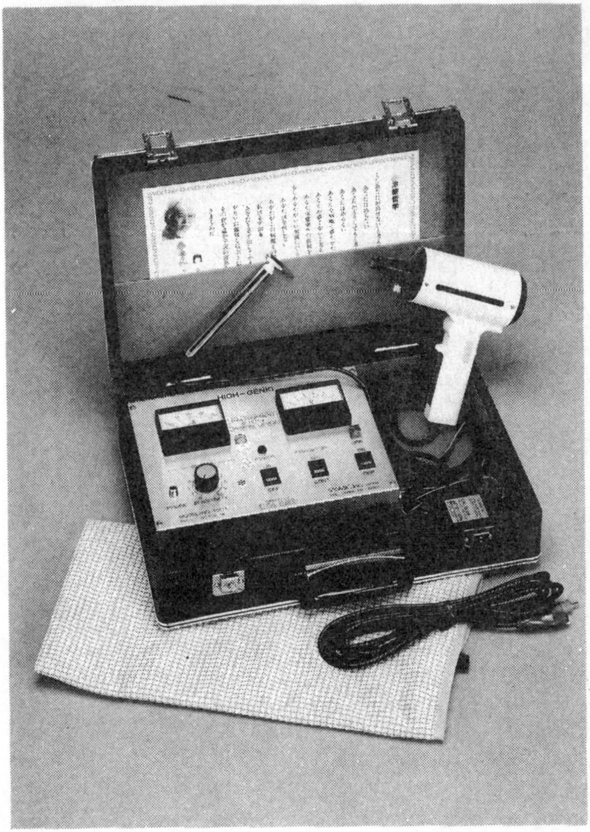

高元氣的另一個氣發生構造，就是在器具中射入中川雅仁先生的氣（念）。一個高水準的超能力者，可將自己的念，也就是氣能量封入任何物體之中，使該物體隨時都能放射強大的宇宙（氣）能量。

在高元氣頭的部分封入中川雅仁先生的氣能量，也是使高元氣發出強大氣能量的方法之一。高元氣就是以上述構造發生氣能量，經由生物的發芽，成長實驗及其它科學測定實驗，證明它確實放射出氣能量。

高元氣裝置也可以與前述的穴道探知機組合成一套。先用穴道探知機找出正確的穴道位置，再對準穴道集中進行氣能量照射，必能收到很好的效果。

●突然擁有氣能量的中川雅仁

中川先生現在可以由手掌和全身發出強大的氣（宇宙）能量為人治療疾病，但是過去他並不具有這種能力。換言之，他的氣能量是有一天突然產生的。

那是一九八八年十二月二十三日的事情。這天，中川先生夢見了一位老人。以往中川先生開發健康恢復機器或進行疾病指導時，往往不知道機器應該抵住哪個穴道，這時老人就會在夢中出現，給與他正確的情報。這種情形已經出現過好幾次。中川先生發現，只要按照老人在夢中所指導的方式去做，就能開發出新的機器或照射到正確的穴道，而使疾病痊癒。

據中川先生的描述，夢中出現的老人，外表看起來好像是七福神之一的壽老人。我想，這個老人大概就是中川先生的守護神吧?!

十二月二十三日這天，老人在夢中告訴中川先生：「從明天開始，你可以用由手掌釋出的氣為患者治病。」

翌日正好是由中川先生親自進行的疾病恢復指導日，在池袋的真壓心診所內有來自全國各地的五十位患者。原先中川先生都是使用高元氣進行照射，但是這天他決定打破慣例，首次嘗試由手掌發出氣進行氣能量照射。

患者躺在診療台上以後，在距離一～二公尺的位置，中川先生的手掌突然往上抬，開始做出送氣的動作。不久之後，患者開始無意識地擺動身體，並且表示痛已經減輕。這個現象證明手掌的確發出了氣能量。

原本只是抱著半信半疑的態度，利用氣功進行氣照射的中川先生，由此產生了自信，這天全部採用由手掌發出氣能量的外氣療法。在看完五十位患者之後，他卻一點也不覺得疲倦。

中川先生的外氣功能力，就這樣開花結果了。

從這天起，中川先生併用高元氣治療機及本身的外氣功（稍後將為各位介紹）來進行氣照射，結果產生了良好效果。

●利用次高元世界的意志活動的中川雅仁

中川先生所開發的高元氣，能夠產生氣能量，不過有人指出它的作用並不僅止於此，而是一種特別裝置。

指出這一點的，正是深入研究高元氣世界、也就是肉眼看不到的世界的超能力者在藤泰秀。取得靈或神存在的肉眼看不見的世界（高次元或多次元世界）情報的方法之一，就是鐘擺。在藤是因使用名為靈波探索器的鐘擺，研究高次元世界而著名的研究家。如今他雖然已經去世，但是他的鐘擺技術已經傳給了弟子。

大約五～六年前，筆者曾經造訪在藤先生位於愛知縣小牧市的家中，向他請教有關鐘擺的問題。

在滕先生一看到高元氣就表示：「這個機器不只會發出氣而已，還會發出靈波。靈波是來自高次元的波動。因此，這個機器可說是高次元能量的轉播裝置。」要言之，高元氣除了能產生氣能量之外，還能轉播肉眼看不到的世界較高層次的能量。

我把中川先生用手掌發出氣能量為人治病的事告訴在藤先生，他表示：

「中川先生對於自己所具有的能力，一定要有所瞭解才行。他突然擁有的外氣放射能力，是神所賦予的。神就是高次元世界的意識。二十一世紀是氣能量時代，因此神給與他能力，希望他能把氣傳送到整個世界。

高元氣能夠成為氣醫療器具普及於社會各地，乃是因為高次元世界的意識要你有這樣的發明。

所以，這些能力和器具絕對不能基於私慾私利而使用。他一旦朝私利私慾的方向走，外氣放射能力立刻就會消失。」

經過在藤先生的解釋後，中川先生終於瞭解壽老人為什麼會數度在夢中出現為自己解答疑惑了。

直到這時，中川先生才自覺到，自己之所以會從事推廣振壓針治療機的工作及開發高元氣，突然擁有外氣放射能力，全都是由於肉眼看不到的世界的意識力所造成的。他向自己立誓，一定要摒除私利私慾，為社會大衆而使用外氣放射能力和高元氣。

後來，中川先生再度夢見老人：「你必須培養二〇〇〇名能夠放射外氣的氣功能力者，幫助你將氣功療法推廣到世界各地。」但是中川先生根本不知道該如何培養接班人。不久，老人又在他的夢裡出現：「任何人只要和你在一起就會成為氣功師。」

氣功在中國已有四千年歷史，包括各種流派。中國氣功的重點在於呼吸法，每天早晚必須進行氣功獨特的活動身體的運動，特徵是要花好幾個月或好幾年才能學會。換言之，要學會中國氣功必須付出相當大的努力。

然而，老人卻在夢中表示，任何人只要和中川先生在一起進行氣的練習，就可以成為氣功師。

為了證實老人的話，中川先生決定組織「學習旅行團」，召集一羣人和自己一起赴美旅行一週，看看是否真的能培養出氣功師來。結果正如老人所說的，一週後旅行團回國時，全部團員都能產生氣。只是，由於這些人並未付出任何努力，因而所獲得的能力不久就逐漸消失了。

正當中川先生不知如何是好時，老人又在他的夢中出現了：「光是走走，玩玩是沒有用的，一定要合宿才行。」於是為培養氣功師而進行的合宿，由此正式展開。

●傳送宇宙之氣的中川氣功

在介紹合宿之前，首先為各位說明一下中國氣功與中川氣功的不同。

中國氣功又分「內氣功」與「外氣功」。將宇宙之氣吸入自己體內的是內氣功，由手傳出氣照射於病人身上，以治療疾病或使人飛翔者為外氣功。

前面說過，中國氣功已有四千年歷史，而且分為許多流派。不過，儘管流派不同，但重點在於呼吸法卻是不變的。任何人只要長時間持續修練呼吸法，就能學會氣功。

截至目前為止，一般所謂的氣功都是指中國氣功，而只要修練就能學會內、外氣功等技術，則為一般常識。

這點中川氣功和中國氣功有很大的不同。基本上，中川氣功並不像中國氣功那樣需要經過長時間的修練或鍛鍊。任何人只要接受中川先生的氣一週左右，就能成為氣功師。一言以蔽之，中川氣功是不需修練就能成為氣功師的氣功。

中國氣功也可以治療疾病，但氣功師在幫數名患者照射過氣以後就會感到十分疲倦。這是因為他們所用的是自己體內的氣的緣故。

此外，中國氣功並不像中川氣功那樣具有速效性。

中川先生的氣功可以連續照射許多人而不會感到疲倦，同時還具有速效性。之所以不會感到疲倦，是因為它是在傳送宇宙之氣而非使用自己的氣。

總之，中川氣功的水準在一般中國氣功之上，其所放射的能量水準當然也比較高。

正因為中川氣功與中國氣功不同，因此中川先生不將其稱為氣功，改以「真氣光」來代替。真氣指神的能量，中川先生認為自己所得到的能量，是掌管宇宙之神的光所產生的，因此將其命名為真氣光。另外，氣字也代表一種能量，不過它與氣功的氣並不相同。

不管是真氣光或神，似乎都帶有宗教意味，但事實上，中川真氣光完全不具有宗教色彩。

將氣的力量送入小患者體內的中川先生

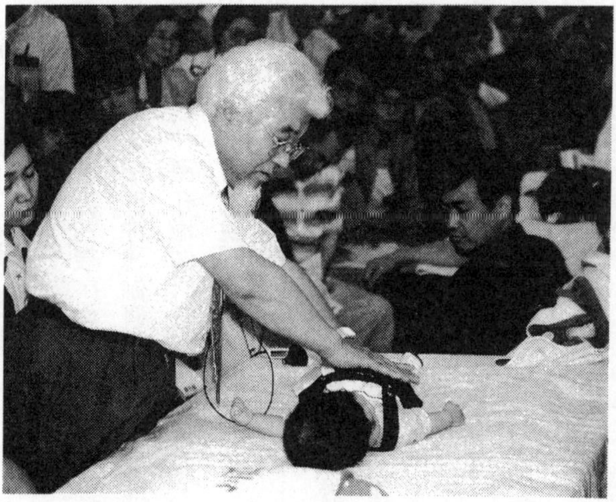

●舉辦健康恢復講座深獲好評

知道培養氣功師的具體方法後，中川先生立刻進行一週合宿，並舉辦醫療氣功師養成講座。他借用位於靜岡縣下田的沖瑜伽研修所作為場地，飲食和修練都納入部分瑜伽方法。既是修習氣功，為什麼在瑜伽研修所進行合宿，而且還納入沖瑜伽的方法呢？為了解除讀者心中的困惑，在此簡單地說明一下沖瑜伽。

大家都知道，印度自古以來所進行的真正瑜伽，是以各種特殊的動作從事訓練修行，著重於開發修行者肉體的能力。反之，沖瑜伽則著重於精神上的開發，由沖正弘導師所開創。沖導師在能量磁場較高的下田沖瑜伽研修所，建立了沖瑜伽道場。一九八五年沖導師逝世後，由現在的弟子們繼承道場。

中川先生為了找尋合宿場地曾經跑了許多地方，後來發現具有能量場地就在沖瑜伽研修所，而沖瑜伽著重精神性開發的研修內容與中川先生的氣具有相容性，因此在合宿時也納入部分沖瑜伽的研修內容。

第一屆醫療氣功師養成講座於一九九〇年三月十七日～二十三日召開，為期一週，共有四十二人參加。起先，參加者對於是否真能在一週內成為氣功師，大多抱持半信半疑的心態，但出乎他們意料之外的是，當講座結束時，所有參加者果真都能由自己的手掌發出氣能量。

和中川先生在一起生活一週，身體每天早、午、晚三～四次接受來自先生的氣能量，最後和先生一樣，能由手掌發出氣能量來，的確是非常棒的事情。

合宿的目的原本是為了培養醫療氣功師，但後來一位罹患末期癌症的老先生，聽說參加合宿可以一週都接受到中川先生的氣照射，於是要求加入合宿，並因此而治好了癌症。消息傳出之後，要求參加合宿的難病患者日益增加。為此，中川先生乃併設以治療癌症等難病為目的的健康恢復講座。

合宿講座自第二年起，大約每隔一個月舉辦一次，後來因為有意參加的人不斷增加，於是從一九九二年一月起，改為每個月舉辦，截至一九九四年十月為止，已經舉辦過四十七次了。目前，每次參加的人數平均在一五〇～一八〇人左右，其中為了恢復健康而參加的難病患者約占三分之二。由於希望參加合宿的人實在太多，因此必須在三個月前預約。

直到一九九四年四月為止，合宿講座一直都在靜岡縣的下田舉辦，但自一九九四年五月開始，則將地點改在奈良縣的生駒，現在在生駒研修所舉辦「真氣光研修講座」。

此外，舉辦期間最早為七天，後來覺得七天太短了，於是前後各加一天延長為九天，所以現在是每個月九天，在生駒研修所召開真氣光研修講座。

●研修以提升人性的精神教育為主

下面為各位簡單說明一下研修的內容。

參加者每天分早、午、晚三次，每次三十分鐘，接受由中川先生所放射的氣。健康的人和中川先生在一起生活一週，每天接受氣照射後，自然就會成為氣功師，難病患者則病情減輕。除此以外，還必須接受提升人性的精神教育及進行飲食療法。

提高人性的精神教育內容包括：淸掃行法（早起打掃）、讀經行法（誦唸般若心經）、瑜伽實習（並非實習瑜伽姿勢）及瑜伽作法的實踐，同時由各界的講師們進行授課。

在精神教育方面，中川先生著重參加者的意識改革。參加者必須瞭解到，人類不單只有肉體存在，同時還有高次元意識體存在，因此人類必須捨棄我慾，過著「洗心」的正確生活方式。同樣地，宇宙除了有肉眼看得到的物質世界之外，還有肉眼看不到的世界，也就是氣存在的世界。

對於那些為了恢復健康而來的人，中川先生主要是讓他們知道疾病是由於過去的生活方式不正確所引起的。換句話說，利用氣治療疾病只是真氣光研修講座的附加效果之一，它真正的目的是希望大家都能認識正確的生活方式。

在醫療氣功師養成講座中進行氣放射的中川先生

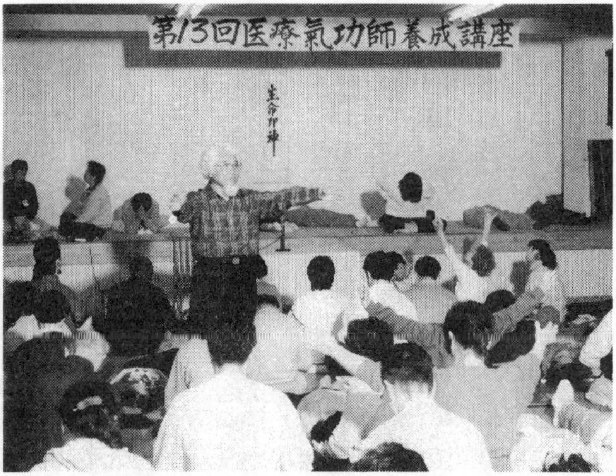

位於奈良縣生駒的真氣光研修所

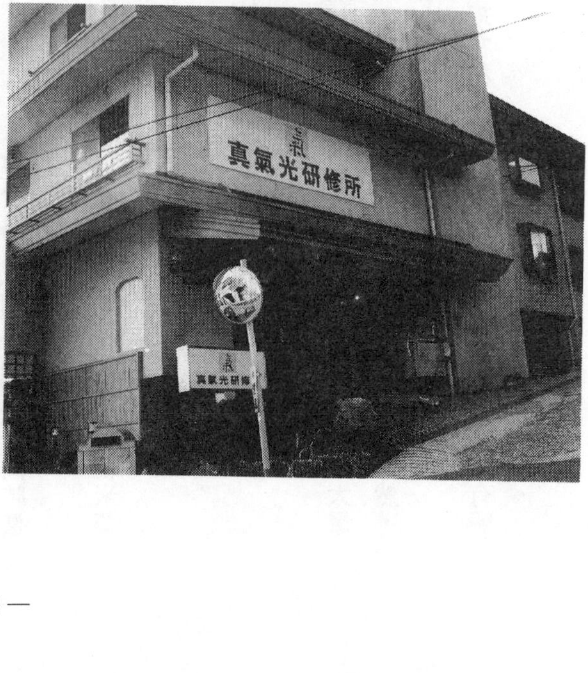

研修期間的飲食，為少量的糙米正食。早餐為由中川先生開發出來的靈芝酸乳酪、午餐為一碗麵食、晚餐則是不含農藥的糙米菜食便當。這樣的飲食不僅可以納入氣能量，同時還能去除宿便，使全身舒暢。

簡單地說，真氣光研修講座就是每天接受中川先生的氣能量，吃半斷食的無農藥糙米菜食，進行旨在提高人性的精神教育的研修。

●使難病如奇蹟般迅速痊癒的真氣光研修講座

真氣光研修講座最初的目的，是在培養氣功師，但後來由於希望藉此治癒難病的人大量增加，於是乃併設健康恢復講座，其中又以參加健康恢復講座的人占壓倒性的多數。當然，這是由於中川真氣光治癒疾病的效果非常高的緣故。

以下就為各位介紹一下參加健康恢復講座（現在稱為真氣光研修講座）的患者究竟有哪些人及其疾病的復原程度。

◇克服乳癌、肝癌的六十歲女性

這位患者因胸部出現硬塊赴醫檢查而被證實罹患了乳癌，並隨即接受手術。手術後仍持續投與抗癌劑及接受放射線治療，但二年後複檢時卻又發現了肝癌。在從朋友口中得知中川真氣光的功效後，她立刻買了一台高元氣進行氣治療，同時還參加了在下田舉辦，為期一週的健康恢復講座。

回家後再度赴醫院檢查，結果發現肝癌已經消失了。更令她高興的是，半年後的例行檢查，也沒有發現任何異常。

◇因脊椎受傷而無法步行的女性又可以走路了！

這名三十九歲的女性患者從五樓跌了下來，雖然奇蹟似地撿回一命，但卻身受重傷，包括脊椎、胸椎、骨盤等身體各個部位都發生骨折。

住院三個月接受各種手術及治療，接著又進行為期半年的復健，直到可以拄著拐杖走路才出院。但是不久後，當她接受第二次手術出院時，卻再也無法靠自己的力量行動了。

透過親友的介紹，她強忍著肉體的疼痛，在父母的陪伴下來到下田研修所參加健康恢復講座。藉由每天接受中川先生的氣，疼痛果真逐漸緩和，到了第七天，甚至不用拐杖就可以自己走得很好了。這個驚人的改變，使得她和家人都感到又驚又喜。

◇治癒嚴重肝癌的七十三歲男性

這位患者曾於三十五年前因急性肝炎住院，之後便轉為慢性肝炎、C型肝炎、肝硬化。進出醫院四十五次的他，於去年被醫生告知罹患了肝癌。由於他的肝功能太弱，無法動手術，因此只好接受抗癌劑治療。但這也只是盡盡人事而已，醫生根本不認為他還有治癒的希望。

這時，他在朋友的介紹下知道了真氣光的存在。據參加過真氣光體驗會的朋友告訴他，在下田舉辦的合宿，具有很好的效果，於是他也抱著半信半疑的心情參加了。

「疾病是因為生活方式不正確而出現的警訊，因此我們對疾病應該抱持感謝之心才好。」在健康恢復講座上，中川先生的話令他感到非常驚訝。經過九天的合宿後，他的症狀逐漸有所改善，回家後再度前往醫院接受檢查，發現肝癌已經完全消失了。

病癒之後他參加醫療氣功師養成講座，取得氣功療法師的資格，開始以氣照射的方式為人治病。

◇二十九年後終於恢復步行能力的七十一歲男性

各位聽說過亞急性脊髓視神經症這種病嗎？這是距今大約三十年前，因服用奎諾仿整腸劑而留下的後遺症，症狀包括劇烈腹痛，全身痲痺及視力障礙等。患者光在日本就有一萬五、六千人，因為沒有治療方法，很多受害者至今仍生活在痛苦之中。

二十九年前，這位男性患者因下痢赴某國立醫院就醫，在服用醫生所開一週份的奎諾仿後，便積患了亞急性脊髓視神經症，全身自胸部以下完全麻痺、視力模糊、步行困難。也曾多次住院，但病情並未好轉，最後只好回家休養，從此過著臥病在床的日子。

嘗試過各種方法卻毫無成效後，他早已不再對復原抱持任何希望。在一個偶然的機會裡，他的女兒知道了中川真氣光的存在，並前往下田參加合宿。回家後，女兒把合宿的情形一一告知，於是他也在妻子、女兒的陪伴下參加健康恢復講座。

藉著每天接受中川先生的真氣光，眼睛及全身的疼痛逐漸減輕。到了第六天時，他已經可以自己站立，而且做了一件二十九年來從來不曾做過的事——一個人拄著拐杖走路。對此，老先生及其家人都極為感激。

這裡所介紹的，只是一部分的例子而已。總之，參加下田（現在是在生駒）健康恢復講座的人，幾乎全都是走遍各大小醫院、淪為藥罐子卻無法治癒疾病，已經被現代醫學放棄的各種難病患者。

這些疾病包括各種癌症、風濕、肝臟病、腎臟病、過敏性疾病、肌肉營養障礙、腦腫瘤、腦梗塞、再生不良性貧血、腦性麻痺、精神病等。

上述疾病全都可以藉由中川先生而逐漸減輕。

現代醫學認為，要治癒難病和慢性病非常困難。事實上，這是由於現代醫學不知道疾病的真正原因所致。

那麼，現代醫學幾乎不可能治癒的慢性病和難病的原因何在呢？另外，中川先生的氣能量為何能使疾病減輕呢？

對此，中川先生有以下的敍述：

「疾病的原因，多半在於肉眼看不到的世界及身體。當肉眼看不到的身體出現不㒳波動時，就會成為疾病的原因。這時除非去除不㒳波動，否則疾病就無法痊癒。而不㒳波動是附著在肉眼看不到的部分，肉體雖然不是原因，但是結果出現在肉體上。我所採用的治療法，就是利用我的氣將不㒳波動去除。」

●因中川真氣光而改變看法的醫師日益增多

每個月在下田（現在為生駒）召開的醫療氣功師養成講座及健康恢復講座（現在更名為真氣光研修講座），每次都會吸引好幾位學習西洋醫學的醫師參加，最多時甚至超過十個人。

這些醫師參加講座的動機不一而足，例如，有的是知道現代醫學無法治好自己的病，基於治療的目的而出席講座。不過，更大的部分是有感於目前自己所進行的現代醫學療法有其界限，在摸索新治療方法的過程中知道中川真氣光的存在，希望學會這種方法作為治療手段，於是參加醫療氣功師養成講座。

參加的醫生共同的體驗是，親眼見到西洋醫學無法治好的難病患者，在短短的一週內逐漸痊癒的事實。他們除了感到驚訝之外，同時也瞭解到現代醫學有其缺陷。

當他們聽到中川先生告訴難病患者，疾病的原因不在於本人而在意識體時，起初的反應是覺得荒謬，及至親眼目睹實際發生的現象，這才確信有意識體及肉眼看不到的世界存在。另外，他們還發現到，現代科學的缺陷，就是不承認有意識體及肉眼看不到的世界存在。

就這樣，參加研修講座之醫師們的觀念，幾乎全都產生了一百八十度的大轉變。

參加的醫師們自己也能放射氣，因此回到醫院以後，很多人將其應用於醫療上，利用由手掌發出的氣功或照射高元氣來醫治難病。其中，有些醫師甚至將治療結果寫成報告，在學會上公開發表。

不過，由於利用氣功治療疾病不在健康保險的範圍內，無法收取較高的治療費用，相形之下，會使醫院的收入減少，因此有些醫師拒絕採用。

既然氣能量能夠治癒難病，筆者相信今後將氣功納入醫療範疇的醫師一定會日益增加，但無法收取較高的治療費而致收入減少，則是一大問題。對此，我認為政府應該將氣功療法列為正規治療法，並將其納入健康保險的範圍內。

●車諾比事件的受害者也逐漸痊癒

中川先生的真氣光推廣活動，並不僅限於日本。過去，中川先生曾應財界大老今里廣記先生之邀前往夏威夷，以真氣光為他進行治療。因為這個緣故，中川先生每年都會跑好幾趟夏威夷、洛杉磯、邁阿密。

真氣光的速效性在海外深獲好評，而且日漸普及。目前在邁阿密和夏威夷，都開設了診所。

一九九一年一月，中川先生應邀前往俄羅斯莫斯科健康中心及莫斯科工科大學，利用高元氣治療過敏、腰痛等疾病。眼見許多藥物無法治好的疾病，利用氣功療法在短短一週內即告復原，俄羅斯人會都嘖嘖稱奇。

由於效果卓著，對方乃請中川先生前往明斯克，為在車諾比事件中受到核能汚染的人進行治療。中川先生利用氣能量及高元氣，對住在放射線醫學研究所附屬醫院的十二位患者進行治療，結果十二名患者全都表示頭痛消失、腰部也變得輕鬆了。

對真氣光效果感到驚訝的俄羅斯當局，特地派遣莫斯科工科大學的二名博士參加在下田舉辦的醫療氣功師養成講座，積極學習氣功療法。

在俄羅斯的明斯克為車諾比事件受害者進行氣照射的氣功服務團

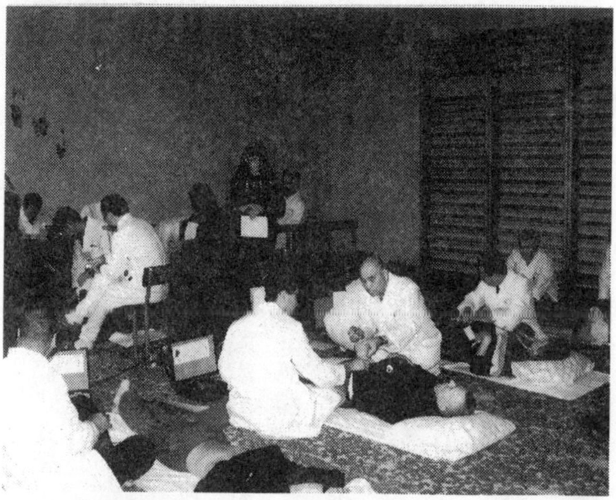

在多明尼加共和國為愛滋病患者進行氣能量照射的中川先生

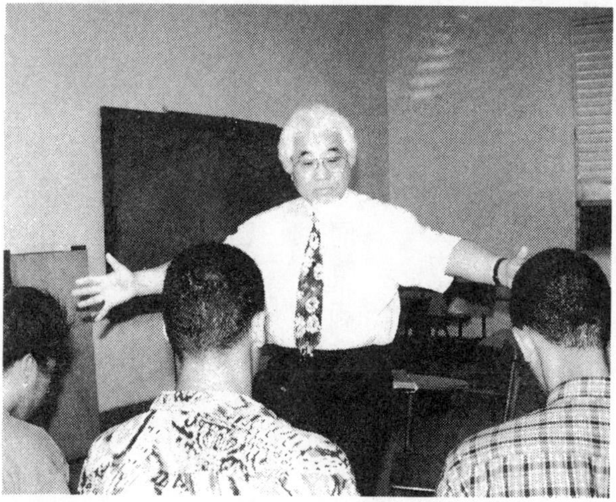

後來，中川先生又以團長的身分，二度率團訪問明斯克，為車諾比事件的受害者進行治療。

因為種種實績，俄羅斯衛生當局正式認可高元氣為醫療機器，准予在俄羅斯生產。

此外，中川先生也曾親自為多明尼加的總統巴拉格爾醫治，藉著照射真氣光，巴拉格爾總統原本腫得無法走路的雙腳，很快就恢復正常了。

以此為契機，中川先生開始為多明尼加共和國的愛滋病患者進行治療。一九九三年四月，中川先生再度來到多明尼加，為愛滋病患者進行氣照射。結果，九位已經發病的愛滋病患，在接受真氣光療法以後，症狀全部都告減輕，正逐漸朝痊癒的方向前進。

為了和大陸進行氣功交流，中川先生特地在上海開設真氣光診所，同時也到歐洲，韓國等地推廣真氣光。

在國內繁忙的活動行程中，中川先生每個月都會利用空檔前往海外大力推廣真氣光，他那過人的精力著實令人佩服。

●中川雅仁的真正目的在於人類的意識改革

截至目前為止，中川先生已經培養出醫療氣功師二五〇〇人以上。雖然已經實現老人在夢中指定要培養二〇〇〇名氣功師的目標，但是他並不以此為滿足，仍然致力於培養更多氣功師。

在取得醫療氣功師的資格後，很多人都利用自身的能力為患者治病。我相信，中川真氣光的實踐者，今後將會更為增加。

除了培養醫療氣功師之外，中川先生還使得數萬名難病患者的病情減輕，而這項工作今後仍將持續下去。

但是，治療疾病並非中川先生將真氣光推廣於全世界的真正目的。他的真正目的，在於人類的意識改革。所謂意識改革，就是要瞭解宇宙不僅有物質世界，還有現代科學無法解明，肉眼看不到的世界存在，在我們周圍的空間中充滿了氣能量，人類不單只是肉體的存在，另外還有高次元意識體存在進行輪迴轉生，因此人必須設法提升人性。真氣光研修講座就是基於提升人性、改革意識的目的來授課。

中川先生不單利用真氣光來治療疾病，同時也主張只要人類能改變觀念，地球就能淨化，二十一世紀將會是一個非常美好的時代。

這和我以往寫了那麼多書的目的完全一致。不同的是，中川先生透過真氣光逐步實踐他的理想。

●中川真氣光是水準極高的宇宙能量療法

最後將本章的重點整理敍述如下：

中川雅仁先生利用由手發出的氣能量及高元氣這種氣照射器具，成功地治癒了現代醫學幾乎不可能治癒的癌症、精神病、風濕等各種難病。

此外，他還培養了很多醫療氣功師。氣功師只要接受一週中川先生的氣，即可不需經過任何特殊修練。這和一向以呼吸法為重點的中國氣功不同，是水準較高的新式氣功。

和中國氣功的氣相比之下，中川先生所產生的氣，是屬於能量水準較高的氣。

接受這個氣的患者，很多都覺得好像有一個並非本人的意識體跳出來了。由此可知，稱為邪氣的意識體（不良波動），乃是疾病的原因之一。

中川先生的氣能量水準極高，照射在患者身上時，可以去除患者所具有的不良波動。而不良波動多半正是疾病的原因所在，所以只要利用氣能量去除不良波動，疾病自然就會減輕，甚而痊癒。

這就是利用氣能量治癒疾病的原理。因爲氣能量就是宇宙能量，所以中川先生可說是利用能量水準較高的宇宙能量來醫治難病。

第三章

利用高次元O環測試解救難病的宮崎雅敬

●向難病挑戰的中醫師宮崎雅敬

前面說過，現代醫學最大的缺陷，在於它並不瞭解疾病的真正原因，只是一種對症療法的醫學。本章所要介紹的，正是利用其自行開發出來的「高次元〇環測試」方法，詳細調查疾病的真正原因，並使用中藥及各種宇宙能量商品去除不良波動，向各種癌症、精神病、過敏性疾病等多種難病挑戰的人物。

此人就是在愛知縣的春日井市和名古屋市開設藥局、治療院十字漢方的宮崎雅敬先生（四十二歲）。

宮崎先生是專攻漢方的藥劑師，同時也是針灸師，醫治對象多半是為現代能量無法治好的癌症、精神病、風濕、C型肝炎、過敏性疾病等各種難病所苦的患者。而且，這些難病患者都以驚人的治癒率恢復健康。

能將現代醫學束手無策的難病治癒，表示他對疾病原因的診斷，及所採用的治療法非常正確。

前述難病能奇蹟似地恢復的關鍵，就在於他在診斷難病原因及決定治療法時，導入自己所開發出來的「高次元〇環測試」。換言之，他利用「高次元〇環測試」詳細調查各患者罹

身為中醫，同時也利用「高次元O環測試」解救難病患者的宮崎雅敬先生

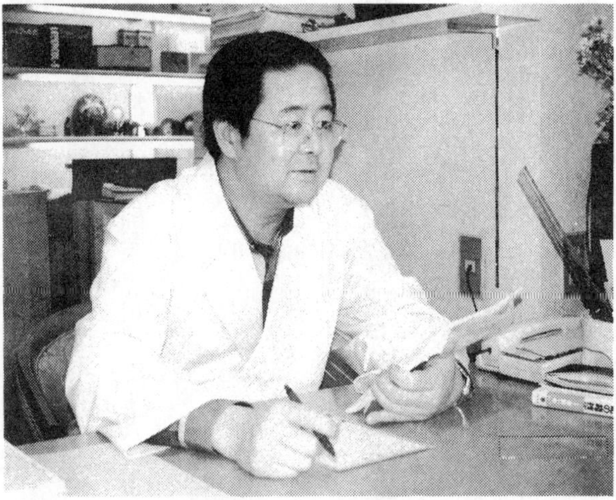

十字漢方春日井本店

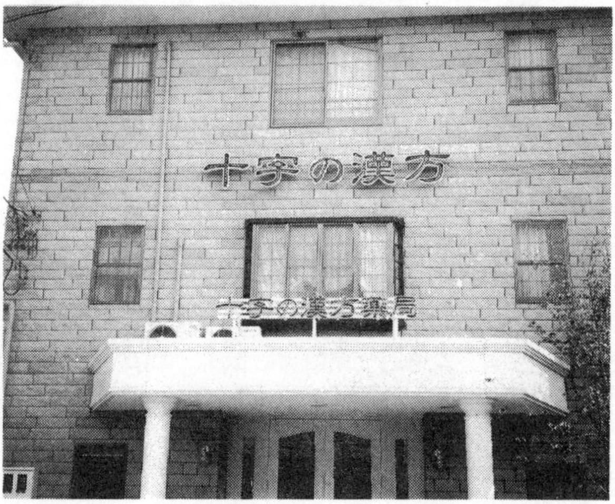

患難病的原因，並透過「高次元O環測試」瞭解正確的疾病療法，因而使現代醫學難以治療的難病得以恢復或減輕。在本章中，筆者將就「高次元O環測試」為各位作詳細的說明。

十字漢方專門治療各種難病，因此腰痛、感冒等輕微疾病不在治療之列。再者，十字漢方對於患者的疾病診斷和指導做得非常詳細，一次無法看太多人，因此患者必須事先預約。

如果患者無法親自前來，也可由家人代表接受疾病的診斷和指導。只要患者治癒疾病的意念堅決，一樣可以產生與本人親自前來相同的良好效果。

「高次元O環測試」的偉大之處，在於使用「高次元O環測試」時，即使遠隔也可以診斷出疾病原因，並且找到適切的療法。

●光用指尖就能瞭解狀況的健康診斷•O環測試

宮崎先生是日本少數使用O環測試的名手。

O環測試是由定居紐約的醫生大村惠昭博士所開發的疾病診斷法。大村是由壓臂疾病診斷法獲得啟示，進而開發出這種方法來的。

所謂壓臂疾病診斷法，是將患者的慣用臂以水平方式往上抬，注入力量保持即使按壓也不會下降的姿勢，另一隻則或是用手指或是拿著棒子抵住身體站立著。接著醫生將患者水平

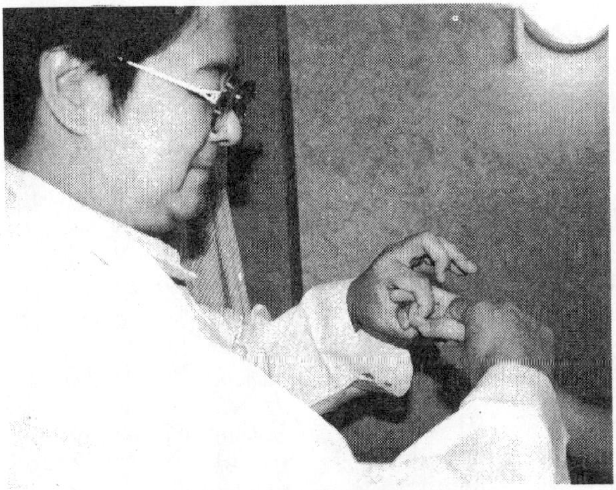

利用高次元O環測試圖張開手指的宮崎先生

正確的O環拉法

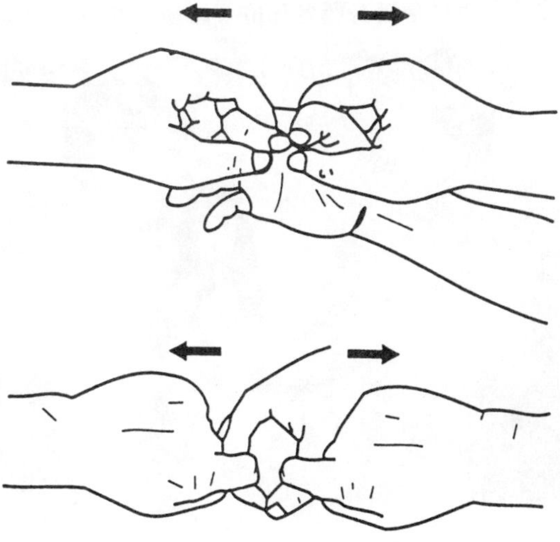

上抬的手臂往下壓，根據手臂下降的情形來判斷體內的異常部分。

如果患者用手指或棒子抵住的身體部分是正常的，手臂不會輕易下降；反之，如果發生異常，即使只用輕微的力量按壓，手臂也會下降而無法保持正常位置。簡單地說，這是利用體調不良時力量會放鬆的現象而產生的疾病診斷法。不過，這個方法也有其缺點，那就是誤差極大。

曾深入研究壓臂疾病診斷法的大村博士認為，使用手指的肌肉，應該比使用手臂的肌肉更能正確地診斷出疾病來，因而開發出現的O環測試。

O環測試的基本作法如下：

檢查者（醫生）面對受檢者（患者）站立，受檢者慣用臂的食指和拇指尖端相連形

透過女助手進行高次元O環測試的宮崎先生

助手用棒子抵住患者身體各部位，診斷各部位的疾病

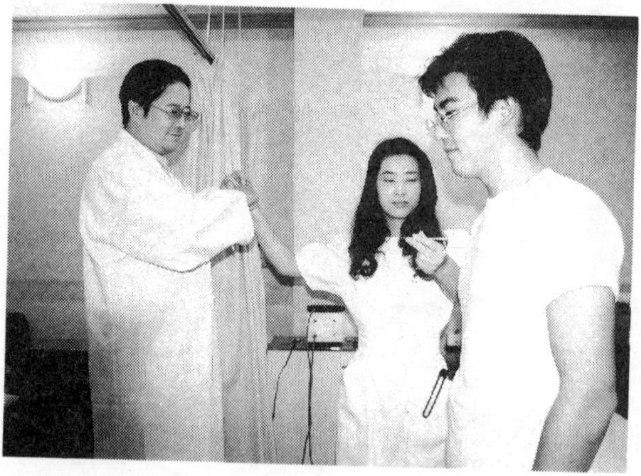

成圓圈（O環）。接著，檢查者的手指通過受檢者所形成的O環，左右手的拇指與食指各自形成O環，然後稍微張開雙肘，用力拉開受檢者的O環。

受檢查沒有形成O環的另一隻手拿著金屬棒，將尖端抵住自己身體的各個部分，藉此瞭解該部位是否健康。如果沒有金屬棒的話，也可以直接用手指抵住身體的各個部位。

用金屬棒抵住的部位如果健康，受檢者手指所形成的O環不會張開。反之，如果罹患疾病，則O環叭地輕易就會張開。

唯一的例外是，當胸腺部位正常時，手指就會張開。這項測試的大前提是，受檢者與檢查者必須以相同的強度形成O環、拉開O環。

另外，讓受檢者透過棒子或手指接觸其它物體或用手拿著，就可以知道該物體對身體到底好不好。

當患者因為某些因素無法用手指形成O環時，可以透過助手形成的O環來進行調查。這時，助手的另一隻手拿著金屬棒，抵住受檢查（患者）身體的測定部位即可。當然，也可以不拿金屬棒而直接用手指抵住。

利用此一方法，就可以知道患者身上到底哪個部位發生了毛病。

●洞察宇宙與人類的本質

有關宮崎先生為何會利用O環測試，有此為各位簡單說明一下。

宮崎先生家以經營中藥店維生，到他已經是第四代了。這家中藥店除了販賣中藥之外，從第一代開始，就一直致力於推廣傳統的東方醫學及自然醫療。

宮崎先生的父親，東方醫學造詣頗深，賣藥之餘，也經常和難病患者討論有關漢方的問題。到了一九六五年，不幸事件突然降臨在宮崎家。

原來擔任市議員的父親，突然因過度勞累而死亡，當時宮崎先生還只是個國中生而已，但自幼耳濡目染，對父親的處世態度頗表同感的他，早已下定決心，長大後要學習東方醫學以繼承家業。

後來，宮崎先生果然從名城大學的藥學系畢業，取得藥劑師的資格。二十四年那年，他終於完成繼承家業的心願。而在他於一九七六年接掌藥局之前的十幾年，實際負責經營藥局的人是他的母親。

接掌藥局之後，宮崎先生頗為無法直接為人治病感到痛心。渴望直接面對患者，為他們治療疾病的宮崎先生，於是進入針灸專科學校就讀並取得針灸師的資格。學習慾望極強的他，並不以此為滿足，後來又陸續取得指壓師、臨床檢查技師的資格及香港中醫師、漢方師的稱號等。

就這樣，在經營漢方藥局之餘，他又開設一所專以針灸、指壓、漢方藥等東方醫學為人治病的治療院。

開設治療院之後，好學不倦的宮崎先生又開始深入研究隱藏在東方醫學背後的中國文化、易學、氣功等。結果發現，宇宙除了有物質世界之外，同時還存在著肉眼看不到的世界（稱為高次元世界或多次元世界），而瞭解肉眼看不到世界之情報的手段，就是利用鐘擺。

對鐘擺產生興趣的宮崎先生，後來拜在古村豐治先生的門下學習鐘擺理論。

他從古村先生那兒學到的知識如下：

①宇宙為包含高次元世界（多次元世界）與物質世界的雙重構造，其中高次元才是宇宙的本質世界。

②高次元內存在著各種意識體。

③高次元的最終次元存在著宇宙意識。

④人類的肉體存在著高次元意識體這種肉眼看不到的生命體。

⑤高次元世界和高次元意識體可能存在著導致疾病的原因。

⑥疾病的原因可以藉由鐘擺調查出來。

⑦高次元世界的情報可以藉由鐘擺深入調查。

宮崎先生在知道高次元世界的同時，也利用鐘錶來瞭解高次元世界的情報。此外，他還學會了在高次元意識體的疾病原因處的波動處理法及高次元能量（生命體）的注入方法。

幾乎就在同時，他知道了大村惠昭博士所開發的O環測試方法，並開始進行研究。因為是在熟悉鐘擺以後才開始研究O環測試，於是他將由鐘擺理論中學到的東西納入其中，展開更深入的研究。

結果，他不但成為研究O環測試的佼佼者，而且還發明了與原有的O環測試不同的「高次元O環測試」方法。目前他就利用自己所開發出來的「高次元O環測試」，為難病患者進行疾病診斷和治療，獲得很大的成果。

最後，宮崎先生將高次元O環測試更名爲「宮崎式高次元手指測試」，藉此鼓勵自己更加努力於鑽研技術。

●與過去的「O環測試」有何不同？

宮崎先生為什麼要將自己的O環測試稱為「高次元O環測試」或「宮崎式高次元手指測試」呢？後者與大村博士所發明的O環測試究竟有何不同呢？

關鍵就在於，宮崎先生利用O環測試所調查內容的不同。

大村博士所開發的O環測試由於非常簡便，因此從醫師、獸醫、牙醫、藥劑師到營養師，幾乎全都採用這個診斷法。甚至還有人為此組織O環測試協會，並準備召開國際學會呢！

然而，以大村博士為首，廣設應用於醫學、藥學、食品範圍的O環測試，只是基於得到肉體次元、物質次元情報的目的而進行的。

有關O環測試的原理，根據大村博士的敍述，可將其視為一種電磁場的變化。

「不必直接調查體內，人體表面原就具有藉由異常發出警訊的感應作用。例如，疼痛、肌肉張力的變化、化學變化、電氣或磁氣的變化等。所謂O環測試，就是將出現在體表的電磁場變化，變換為手指的變化將其檢出的方法。」

由此可知，O環測試是獲得物質次元情報的手段，其原理則是從物質次元來考量，將其視為體表電磁場的變化。

至於宮崎先生的宮崎式O環測試，則不僅僅能獲得肉體次元或物質次元的情報，同時也是瞭解疾病主因、獲得高次元世界情報的方法。

有關O環測試的原理，宮崎式認為並非「掌握體表電磁場的變化」，而是將其視為「高次元本質生命體意識的溝通」，因此認定宮崎式O環測試所得到的結果，是來自高次元世界的回答。

其理由如下：

①、高次元○環測試的答案，並非正常（YES）就不張開，異常（NO）時手指才會輕易張開。相反地，在開始進行○環測試之前，必須先提出請求，如果正常（YES）則手指張開，如果異常（NO）則手指的○環不會張開，也就是手指的張合與以往完全不同。這時，藉著潛在意識的作用可以控制手指的張合，因此○環測試的原理，就不再是「掌握體表電磁場的變化」了。

②、高次元○環測試會配合測試者的水準作出回答。當詢問物質次元的事物時，會得到物質次元的正確回答；當詢問高次元的事物時，則配合個人的知識水準而得到高次元的正確回答。

利用○環測試，不單能夠找出在高次元的疾病原因及使疾病復原的方法，而且只要加以實踐，即使是現代醫學束手無策的難病也能治癒。

治癒現代醫學不容易治好的難病的可能性很高，這個事實表示由高次元○環測試所得到的高次元情報非常正確。

由以上敍述可以知道，宮崎先生由宮崎式高次元○環測試所得到的情報，是來自高次元意識體，亦即存在於各人內在的本質生命體的意識。

筆者也認為，由高次元○環測試所得到的情報，與鐘擺同樣是來自高次元意識體。

此外，本質生命體的意識，與宇宙意識、超意識等是互通的，故高次元〇環測試的答案，也可以說是來自宇宙意識或超意識的情報，亦即具有普遍性。

由宮崎先生確立的高次元〇環測試，並非一般所進行物質次元的〇環測試，而是能夠引出高次元世界本質生命體意識情報的〇環測試。為了與一般的〇環測試有所區別，故將其命名為「高次元〇環測試」或「宮崎式高次元手指測試」。

高次元〇環測試除了高次元情報以外，也能得到物質次元的情報。

宮崎先生所開發的〇環測試方法，不僅準確度極高，而且短時間就能得到情報。

他的〇環測試並非直接由患者進行，而是透過身體健康、意識水準較高的女助手來進行。因為每次都由同一位助手用其手指進行測試，情報的準確度當然會大為提升。

另外，先生還開發出不直接接觸患者身體，而將與患者有關的情報寫在紙上，由助手用棒子指著紙上的文字，這種測試方法，結果測試時間縮短，而且患者不在同樣能進行正確的〇環測試，這是它的優點。

不過，要正確地使用高次元〇環測試，需要具有相當程度的感性和直覺力，故必須非常熟練。

●引發難病的關鍵原因（間接原因）

宮崎先生藉由高次元O環測試，瞭解了許多難病患者罹病的原因並加以治療。據他表示，難病有九成是由以下四個關鍵（間接原因）所引起的：

A 不好的感情波動和強烈的自我（我慾）波動

所謂不好的感情波動，是指憤怒、怨恨、嫉妒、感嘆、壓力、焦躁等，這些全都會造成負面的不良波動，進而引起各種毛病。

強烈的自我（我慾）也會產生各種不良波動，並引發各種障礙。此外，不好的感情波動，原因就在於強烈的自我。

B 水準較低的高次元意識體和環境的不良波動

水準較低的高次元意識體附著於人體時，就會引起疾病。

再從環境方面來看，環境也有不良波動。例如，不良土地的波動或有害的強力電磁波等等，都會對人類造成不良影響。

C 不好的飲食

所謂不好的飲食，是指飲食內容不夠均衡，吃得太多或攝取含農藥或食品添加物較多的食品等。

宮崎先生根據人類的牙齒是由二十顆臼齒、八顆門牙及四顆犬齒所構成，因而認為飲食中穀物、根菜類、魚貝類、肉類的比例，應該是五：二：一。魚貝類和肉類攝取無妨，但只能占全體的八分之一。只要按照這個比例，就能夠攝取到足夠而均衡的營養。

另外，消化作用是消耗熱量的作業，因此吃得太多反而對身體不好，只要吃八分飽即可。再者，攝取含農藥和食品添加物較多的飲食，對身體當然也不好。

D 過度疲勞

過度疲勞是指因工作過度而致疲勞蓄積的狀態，是引發疾病的間接原因。

宮崎先生用高次元〇環測試了難病和慢性病當中，有九成是由上述四個關鍵所造成，而且它們多半不是單獨發生，而是重疊出現。單就強度來看，A為七成，B為二成，C與D合計為一成。

換句話說，不好的感情波動和強烈的自我（我慾），最容易引起疾病。

●體內發生的各種病毒是問題所在

儘管慢性病和難病當中，有九成是由A、不好的感情波和強烈的自我。B、水準較低的高次元意識體和環境的不艮波動。C、不好的飲食。D、過度疲勞等四個關鍵（間接原因）所引起，但是這四者並非疾病的直接原因。

根據高次元〇環測試的調查結果顯示，疾病大多是以前述四項為關鍵，直接原因則是在人體內自然發生的各種病毒。換言之，現代醫學至今仍無法掌握的病毒，正是疾病的直接原因。

在第一章中曾經提到，森下敬一博士發現並主張病原性病毒會在體內自然發生。現代醫學由於沒有察覺到在體內自然發生、成為疾病原因的病原性病毒的存在，當然無法找出對付難病的根本療法。結果，凡是與病原性病毒有關的疾病，便成了難病和慢性病。

根據宮崎先生利用高次元〇環測試調查的結果，難病和慢性病的直接原因，也就是各種病毒的發生過程，大致可分為以下二種：

其一是構成體細胞的原子中的陽子發生了偏差，其二則是中子發生了偏差。

原子中的陽子或中子發生偏差的說法，或許很多人覺得難以相信，不過這些情報只要知道就好，不必太過於深入探討。

那麼，當以上二種情形發生時，究竟會引起哪些疾病呢？宮崎先生利用高次元〇環測試所得到的答案，在此為各位說明一下。

①因為陽子的偏差而引起疾病時

原子核中的陽子出現偏差時，會自然發生唾液腺病毒或疱疹單純型病毒。這又可分為三種情形。第一種是因為這些病毒的緣故，在身體較弱處出現發炎症狀而引起各種疾病，如風濕、胃炎、胰臟炎等。如果病毒發生於頭部，則會引起早老型痴呆、帕金森病、腦梗塞、精神分裂症等疾病。

第二種情形是因病毒發生而致抗體異常產生。抗體異常產生時會引起慢性發炎，並因而導致過敏性疾病及慢性疼痛。

第三種情形則是唾液腺病毒與疱疹單純型病毒變成其它病毒，如愛滋病毒、B型肝炎、C型肝炎等各種病毒。這時所引起的疾病，就是愛滋病、B型肝炎、C型肝炎等。

現代醫學認為，愛滋病、B型肝炎、C型肝炎，全都是由於病毒感染所造成的，但宮崎先生則指出這是錯誤的想法。事實上，這些疾病並非因為感染病毒，而是因為病毒在體內自然發生而導致發病。當然，現代醫學對此重大情報並不瞭解。

宮崎先生認為，自然發生與感染的比例為九：一，亦即由患者體內自然發生的病毒導致發病的機率，占壓倒性的多數。

現代醫學及現代生物學最大的錯誤，就是不承認生命的自然發生。

生命的自然發生，是森下敬一博士所提出的主張，而宮崎先生則利用高次元〇環測試來加以證明。

②因為中子的偏差而引起疾病時

原子核中的中子發生偏差時，會大量產生致癌C因子（一種癌遺傳因子），從而形成致癌病毒。致癌病毒就是癌病毒，會產生各種癌症（致癌）。

致癌病毒持續進化的話，就會產生成人T細胞白血病。

病毒很容易發生轉變，因此前述的B型肝炎病毒和C型肝炎病毒，也可能變為致癌病毒，導致肝癌。

●病毒自然發生以外的疾病直接原因

在疾病直接原因中所占比例最高的，就是前面所說在人體內自然發生的各種病毒。除此以外，宮崎先生認為還有其它導致疾病的直接原因。

下面就為各位稍作說明。

③細菌的發生

前面說過，病毒會在體內自然發生，進而引起各種疾病。事實上，在體內自然發生的並不只是病毒而已，另外還包括細菌在內。病毒是因原子中的陽子和中子出現偏差而發生的，細菌的自然發生，則是由於電子的偏差所引起。

細菌的感染力比病毒更強，直接感染的機率遠高於病毒，不過自然發生的比例還是比直接感染高。因細菌自然發生而導致發病的機率和直接感染的發病率，約為四：一。

細菌容易增殖，但也比較容易用抗生物質等加以抑制。另一方面，病毒雖然不像細菌那麼容易增殖，卻比較難以抑制，而且容易改變為其它形式繼續苟延殘喘，幾乎不會死亡。因此，一般來說，細菌性疾病較容易治癒，病毒性疾病則比較棘手。

④衣原體、念珠菌、螺旋體、真菌等的發生

衣原體、念珠菌、螺旋體、真菌等，既容易感染又會自然發生，故很容易引起疾病。自然發生與感染的比例大致如下，但以自然發生的情形居多。

	自然發生	感染
衣原體	七	一
念珠菌	五	一
螺旋體	四	一
真　菌	九	一

③、④都是感染症的原因，但也可能在體內自然發生成為慢性病的原因。

⑤凝血黃素B2的發生

東方醫學所說的瘀血，就是因為血液循環障礙物質凝血黃素B2所造成的。凝血黃素B

2發生時，會導致血液變調及血液循環障礙。通常發生於局部，可能會引起圓形脫毛症、突發性重聽等毛病。

⑥P物質的發生

疼痛物質P物質會因某些間接原因而發生，症狀為物質的發生部位會感到疼痛，所引起的疾病包括神經痛等。不過，在罹患癌症時也可能會出現。

⑦抗體的異常發生

當病毒、細菌等在體內自然發生時，抗體會出現異常發生的情形。這時會出現慢性發炎症狀，並引起過敏性疾病、慢性疼痛等疾病。

⑧維他命或礦物質缺乏

維他命或礦物質缺乏時，會引起營養失調、免疫力減退、全身倦怠、思考力和集中力減退等症狀。此外，利用氣功等方法使未使用部分的腦活性化時，也會導致維他命或礦物質暫時缺乏。

這時只需補充必要的維他命和礦物質，就能消除症狀。

⑨氣停滯或氣不足

因某些間接原因而導致氣停滯或氣不足時，會引起自律神經失調症、更年期障礙等疾病。使用中藥對改善病情非常有效。

⑩水毒

因水分代謝異常而致血管外側有水積存的現象，會引起梅尼埃爾病、不安神經症、蛛網膜下出血等疾病。以上疾病，主要是由於腦內多餘的水分壓迫腦內血管所引起的。

⑪宿便

由於吃得過多，糞便積存在腸內，引起異常發酵而產生稱為內毒素的腸內毒素時，會對肝臟、腎臟等具有解毒作用的內臟造成負擔，引起全身酸痛、浮腫、疼痛等各種症狀。

宿便同時也是引起其它疾病的主因，堪稱為萬病之源。一般只要服用中藥或減肥進行腸的大清掃，即可消除宿便。

避免吃得太多、平常多服用應用發酵微生物製成的藥品或食品，是增加腸內益菌，避免宿便的最好方法。

⑫重金屬的沈澱

飲水或食器中的重金屬進入體內造成沈澱，是引發各種疾病的原因之一。

宮崎先生指出，在上述各疾病的直接原因當中，以①、②的頻度最高，其次為⑦、⑨、⑪、⑫。

由以上敍述可以知道，只要使用高次元〇環測試，有關疾病原因、現代醫學無法瞭解的物質次元及高次元情報，都能詳細得知。

●高次元〇環測試的威力

每天都要接觸很多難病患者的宮崎先生，是如何進行診斷和治療的呢？在此簡單為各位說明一下。

首先是詢問患者症狀，並製作患者的「波動檢查表」。所謂波動檢查表，就是在紙上利用高次元〇環測試，調查患者疾病高次元及物質次元原因的表格。藉著波動檢查表，可以去除患者的不良波動，納入好的波動，亦即進行所謂的波動處理。

只要知道患者的情形，即使患者本身沒有來，一樣可以製作波動檢查表，並據此進行波動處理。不良波動無法一次完全去除，因此必須頻頻進行波動處理。為此之故，宮崎先生每天都會為患者進行波動處理。

患者的波動檢查表完成後，再由女助手利用高次元〇環測試，詳細調查疾病的原因。

知道原因以後，再利高次元〇環測試調查疾病復原法。調查內容包括：在幾種療法當中到底要採用哪一種，或是應該給與哪些中藥或強化食品較好等等。

宮崎先生之所以能治癒或減輕各種難病，關鍵就在於利用高次元〇環測試詳細調查疾病原因和適切療法，並且確實執行。這就是高次元〇環測試的威力。

●十字漢方的強力療法

宮崎先生以由高次元〇環測試所得的情報為基礎，進行各種難病的恢復指導，其療法基本上是以中藥、針灸、氣功為主的東方醫學手法。

在此簡單說明一下宮崎先生是採用何種療法，以及使用哪些物品來進行治療。

◇波動處理

疾病大多是由於肉眼看不到的不良波動所引起。去除不良波動、使水準較低的高次元意識體提高水準的處理，稱為波動處理。進行波動處理時，可以根據波動檢查表上的資料，使用後述各種宇宙能量商品。

◇漢方藥

漢方藥的種類繁多，主要是以對氣有效、對血有效，或有助於調節水分代謝來區分。當體內的「氣」「血」「水」平衡失調時，可將有助於三者的漢方藥搭配使用。漢方藥依種類不同，作用於身體的部位也不同，例如，肝臟、心臟、腎臟等，各自有對其有效的漢方藥。

漢方藥具有波動，也就是宇宙能量。由先前的症例可以知道，漢方藥不只是對肉體，對高次元意識體的乙太體、亞斯特拉爾體（幽體）等，也能發揮有效作用。換言之，世間有可使以太體和亞斯特拉爾體恢復正常的漢方藥。

經由高次元○環測試證實，某些漢方藥對於細菌或病毒確實具有抑制作用。

在醫治患者時，哪一種疾病應該使用何種漢方藥及多少才是適量等問題，宮崎先生都是根據高次元○環測試的調查結果來決定的。

◇強化食品

•DHA、EPA……都是魚中所含的成分，以二者均有的複合製劑較多。具有抑制各種癌症、降低膽固醇、中性脂肪、血液粘度、血壓及防止心律不整等作用。

此外，高次元○環測試顯示它還具有顯著的抗病毒作用，多半應用於以病毒為直接原因所引起的各種疾病。

•Umargen……使中村菌發酵而製成的醫藥品，對各種疾病均有效。

•萬田酵素……以果實和野草為原料開發出來的酵素強化食品，對各種疾病均有效。

附帶一提，上述強化食品都充滿了宇宙能量。

◇針灸治療

指加入宇宙能量的針灸治療。針灸原本就具有使停滯於體內的宇宙能量（氣）流通順暢，以及將宇宙能量注入體內等兩個作用。

◇利用氣發生裝置進行氣照射

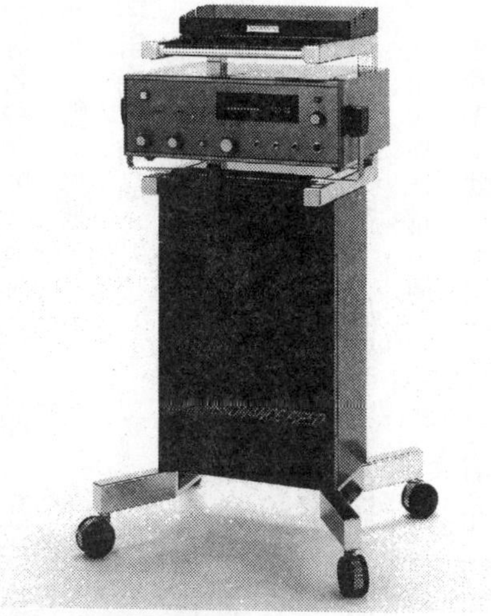

氣發生裝置「Somadyne」

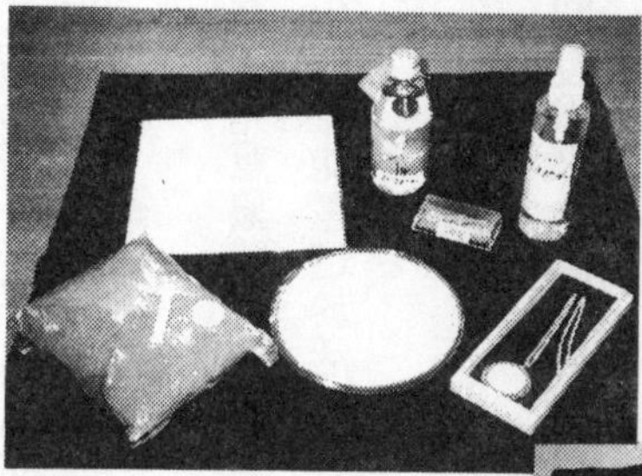

各種宇宙能量商品

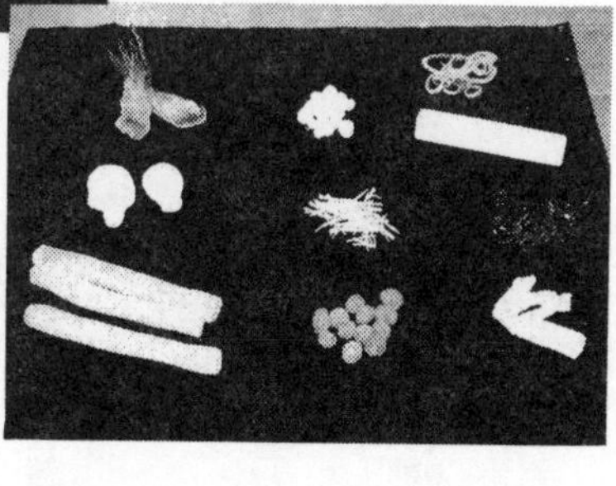

各種漢方藥

此外，也可以利用氣（宇宙能量）發生裝置「Somadyne」來進行治療。這是由美國的洛恩・札尼耶爾所開發出來的裝置，只要接受七分鐘左右的能量照射，就能發揮去除酸痛或疼痛、抗病毒及抗細菌等作用。

此一裝置不僅作用於肉體，也能作用於高次元意識體，去除乙太體、亞斯特拉爾體、心靈體等各種體的邪氣，並且打開查克拉，使生物體能量趨於活性化。是以，此一裝置又被稱為高次元醫療機器。

◇宇宙能量商品

・二十一世紀床單……由宮崎先生獨自開發出來，能放射宇宙能量的床單，對引發難病的各種病毒都會產生正面影響。

・古青神……強力宇宙能量水。

・Milliaspin……放射強力宇宙能量的器具，主要用於波動處理。大小如電動刮鬍刀一般，使用起來非常方便。

宮崎先生就是利用上述各種治療法和物品，進行現代醫學難以治療的難病和慢性病的疾病恢復指導。

●癌症消失、過敏性疾病也治好了！各種治癒例

下面就為各位介紹幾個經由宮崎先生的指導，已經恢復、或正在恢復當中的例子。

◇末期胃癌復原

患者是住在岐阜、年五十七歲的女性大學教授。她因胃癌已到末期，而且癌細胞已經轉移到肝臟向宮崎先生求助。經由高次元〇環測試，發現有唾液腺病毒及致癌C因子反應。除了像平常一樣進行波動處理以外，宮崎先生還利用Somadyne進行氣（宇宙能量）療法。接著再用高次元〇環測試，調查何種療法有效，然後配合數種中藥、Unargen、DHA等讓她在家中服用。

結果，三個月後接受X光檢查時，發現胃癌已經消失，進行組織切片檢查也沒有發現任何胃癌細胞，連醫生都感到十分驚訝。目前，她的健康情形正逐漸恢復正常。

末期癌症能在短時間內迅速恢復，當然需要各種條件的配合。以這位患者來說，主要是因為她知道自己罹患了癌症以後，仍然對宮崎先生經由高次元〇環測試所得到的情報深具信心，而其家人也從旁給予支持所致。

尤其是，她對宮崎先生有關「疾病是告知個人生活方式不對、由細胞所發出的警訊，因此，人必須去除我慾、對疾病抱持感謝之心」的說法，毫不遲疑地加以接受，並且改變生活方式，對罹患癌症表示感謝、專心於治療上，更是疾病得以迅速恢復的主因。

◇尋常性乾癬痊癒

這位住在京都的三十五歲男性，很不幸地罹患了皮膚病當中最難治療的全身性尋常性乾癬。撇開身體不談，連臉上都出現乾癬，使得他根本無法外出工作。宮崎先生用高次元Ｏ環測試加以調查，結果發現有唾液腺病毒反應及抗體異常產生的現象。

做過波動處理以後，再用高次元Ｏ環測試進行調查，然後給與酵素和漢方藥，短短二週內，病情就恢復了五成左右。大約三～四個月後，疾病即告痊癒。

◇嚴重的過敏性疾病痊癒了！

患者是一位二十五歲的女性公務員。打從幼稚園就開始出現全身性過敏性疾病，臉部的症狀尤其嚴重，這對身為女性的她來說，實在是一大打擊。藉由高次元Ｏ環測試，發現有唾液腺病毒及抗體異常產生等反應。接著又利用高次元Ｏ環測試調查療法，給與ＤＨＡ、古青神及漢方藥。另外，還讓她使用能發生氣的床單。

大約經過半年，症狀便逐漸減輕。到了第八個月時，症狀已經完全消失，整張臉看起來十分清爽。

◇精神分裂症痊癒

患者是罹患精神分裂症的二十歲男性，會出現幻聽等症狀。宮崎先生利用高次元〇環測試進行調查，發現其腦部出現唾液腺病毒反應及水準較低的高次元意識體反應。宮崎先生據此判斷，他之所以會罹患精神分裂症，最早是因為水準較低的高次元意識體附在人體，使得腦自然發生唾液腺病毒侵襲腦部所致。

完成波動處理後，再用高次元〇環測試調查療法，並很有耐心地持續進行氣及漢方藥治療，結果一年半後即告痊癒。

據宮崎先生表示，要治好精神疾病，通常需要花較長的時間。

◇末期肺癌逐漸痊癒

這位住在京都的八十五歲老太太罹患了末期肺癌，經醫生宣告只剩下二～三個月的壽命。由於她本人正在住院接受治療，因此由其子代表來到十字漢方。

宮崎先生藉由兒子的身體，利用高次元〇環測試調查老太太的狀態，結果發現有致癌C

因子、唾液腺病毒及疱疹病毒等反應。另外，在調查是否要加以治療時，發現老太太的本質生命體有放棄肉體的傾向，要治好疾病可謂難上加難。

於是宮崎先生使出最後手段，進行留下本質生命體的波動處理，所得到的訊息是可以進行治療，因此開始實施經由高次元Ｏ環測試找出的療法。

二個半月後，老太太的病情逐漸痊癒，終於獲准出院了。儘管高次元Ｏ環測試結果，顯示還有唾液腺病毒反應，但只要堅持下去，相信一定能完全治好。

◇風濕痊癒

這位四十七歲的女性患者，長期以來一直為風濕所引起的疼痛所苦，最後求助於十字漢方。宮崎先生用高次元Ｏ環測試加以調查，結果發現了唾液腺病毒。另外還發現有疼痛物質Ｐ物質的反應，由此確認有抗體異常產生的現象。

深入調查後發現，患者本身的憂鬱性格及強烈的自我（我慾），為引發疾病的根本原因。完成波動處理後，接著又利用高次元Ｏ環測試調查療法，決定以注入氣及服用多種漢方藥來進行治療。結果，一年半後風濕已經完全治癒。

總之，許多現代醫學束手無策的難病和慢性病，例如，多種癌症、精神病、風濕、過敏性疾病、尋常性乾癬等，一到宮崎先生手裡，全都治好了。

這是由於宮崎先生所開發的高次元O環測試，能夠正確掌握疾病原因，以及經由高次元O環測試所得有關治療法的情報非常準確所致。

●將在二十一世紀大放異彩的宮崎式宇宙能量療法

最後，僅將本章的重點整理敍述如下：

由宮崎先生所開發出來，取得最新情報的高次元O環測試方法，不僅能取得物質次元的情報，同時也能取得肉眼看不見的高次元世界的情報。

根據高次元O環測試的結果，引起疾病的關鍵包括：

A、不好的感情波動和強烈的自我（我慾）。

B、水準較低的高次元意識體和環境的不良波動。

C、不好的飲食。

D、過度疲勞。

各自所占的比例分別為A約七成、B約二成、C和D約一成。換言之，疾病多半是由本身所發出的不良感情波動及強烈的我慾所引起的。

除了這些間接原因之外，主要直接原因為體內自然發生的病原性病毒。現代醫學不知道體內會自然發生疾原性病毒，所以一遇到由病毒所引起的疾病，便視為無法治癒的難病。

宮崎先生的高次元〇環測試，不僅能查出疾病的原因，同時也能知道正確的疾病治療方法。

由宮崎式高次元療法能展現極高的治癒率、使許多難病患者病情減輕的事實，就可知道利用高次元〇環測試所得到的情報相當正確。

此外，宮崎先生應用於治療上的東西種類繁多，例如，漢方藥、強化食品及各種宇宙能量商品等。由此可見，他所採用的是利用宇宙能量的疾病復原法，也就是綜合利用宇宙能量的療法。

第四章

利用法力解救難病的和田仙心

●四十歲投入佛門的和田仙心

本章要為各位介紹的，是一位藉著修行培養法力，利用加持祈禱治療各疾病的人物。

此人就是三重縣四日市觀藏院的住持和田仙心先生（五十五歲）。和田先生在四十歲以前，還只是個與佛門無緣的普通人。年輕時在貿易公司工作的他，自小就渴望日後成為貿易公司的老闆，從事與貿易有關的事務。

一向喜歡看書的和田先生，看了很多歷史和佛教書籍。在宗教方面，空海的說法最能引起他的共鳴，而他也最尊敬空海。

促使他後來成為僧侶的經過是這樣的。

有一年，和田先生因事前往新幾內亞。

新幾內亞等南方地區，當時仍然留有太平洋戰事所留下的激戰痕跡，無人收埋的屍骸、生銹的武器、水壺等散佈在荒野各處。後來，和田先生將這些遺骨帶回日本，寄放在靖國神社。

有一次，和田先生在新幾內亞遇到一支來自日本的慰靈團，於是自願出任嚮導，口中並唸著最近才剛學會的般若心經，這使得慰靈團的團員們非常高興。不過，和田先生卻有不同的想法：

「雖然慰靈團的人表示高興，但是像我這種外行人的誦經，終究還是無法使戰死者的靈魂獲得平靜。嗯，至少我應該先取得僧侶的資格，才能為死者淨靈。」

決定取得僧侶資格的和田先生，於一九七九年七月，在真言宗智山派的本山智積院剃度，復於一九八一年在高尾山的藥王院進行四度加行（成為密教僧侶的修行）。由於首位師父所在的寺廟，則專門為人舉行葬禮的寺廟，因此他先後換了幾位師父，由幾位阿闍梨那兒得到真正密教秘法的傳授。一九八五年，跟隨真言密教的事相學者稻谷祐宣大阿闍梨加入御室派。附帶一提，御室派的總本山在仁和寺（京都）。

取得僧侶的資格後，和田先生並未立刻成為僧侶，仍然繼續從事貿易工作，同時利用工作空檔以加持祈禱來為人治病。

一九九〇年二月，他將已經空了十幾年、位於四日市市八王子町的觀藏院加以修復，自己擔任住持，每天除了持續本身的修行外，也專心於僧侶的工作。

●利用加持祈禱的遠隔療法展現驚人的效果

下面為各位介紹幾個和田先生最近的治癒例。和田先生主要是利用遠隔加持祈禱，使疾

和田仙心先生

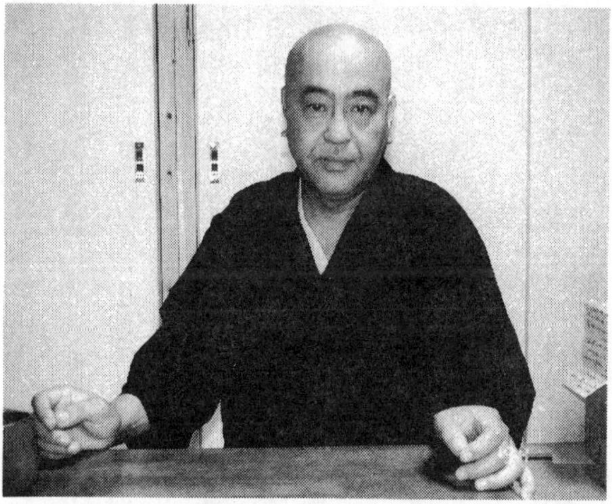

位於三重縣四日市的觀藏院

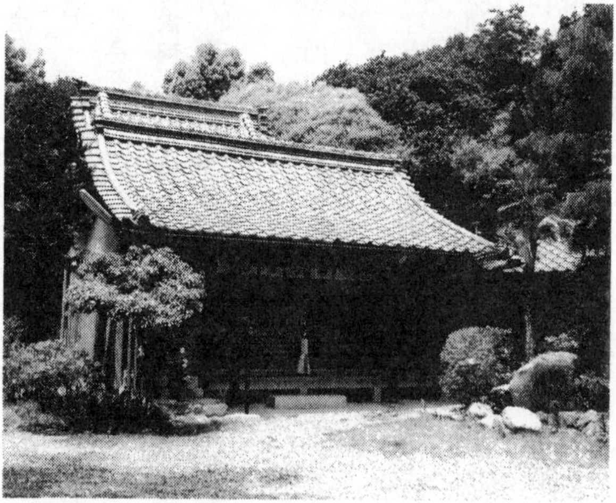

病復原或提升運勢。首先要介紹的，是他利用遠隔加持祈禱的方式，從四日市的觀藏院一名遠在英國的癌症患者進行治療的例子。

◇利用遠隔加持治癒了遠在英國的大腸癌女性患者

一九九四年一月十九日，和田先生收到英國友人彼得•洛貝爾的來信，要求他為其罹患大腸癌的母親黛安娜•洛貝爾（七十九歲）施行遠隔療法。在信中，彼得特別附了一張母親的照片。而在和田先生方面，只要知道患者的姓名、住址、出生年月日、病情和照片，就可利用遠隔加持治療疾病。

從收到信的這天起，和田先生每天早、晚二次在觀藏院，利用加持祈禱為患者進行遠隔療法。

經過大約三個月後，也就是四月二十六日這天，彼得•洛貝爾給了他一封傳真信。

「家母的癌症已經消失，而且目前的狀態非常良好，醫生對此均感到不可思議。謝謝您治好了家母的病。」

只進行大約三個月的遠隔加持祈禱，遠在英國的大腸癌患者就痊癒了。這個症例顯示，遠隔加持的效果與距離遠近無關，不論患者是在國內或海外，都能收到實效。

下面再為各位介紹一個癌症治癒例。

◇八十歲男性患者的膀胱癌痊癒了

這位住在埼玉縣岩槻市的八十歲男性，每個月都會到附近的醫生那兒接受檢查。在最近的一次檢查中，醫生懷疑他罹患了膀胱癌，於是介紹他去看專門醫師。做過腹部CT檢查後，證實他確實罹患了膀胱癌，而且必須很快動手術。

由於他曾經從朋友那兒聽說過和田先生的事，因此拒絕動手術，又寫了一封信給和田先生，請他進行遠隔加持，同時每個月按時將經過情形報告給和田先生知道，並且附上進行遠隔加持的費用。

和田先生每天早、晚二次為他進行加持祈禱。半年後，老先生在其來信中寫道：「根據超音波及膀胱CT檢查的結果，膀胱癌已經完全痊癒了。對照以往罹患癌症的照片，連醫生都不敢相信，直說可能是弄錯了。」

因為患者年事已高，所以和田先生整整花了半年時間進行遠隔加持祈禱，才將膀胱癌治癒。

由於以上二個癌症患者的治癒例可以知道，只要將患者的姓名、病情等資料及照片提供給和田先生進行遠隔加持祈禱，在本人沒有親自前來的情況下，一樣可以收到治療難病的效果。

●真言密教的本質

在此簡單地為各位說明一下，和田先生修行得到法力的真言密教究竟是什麼樣的宗教，以及和田先生到底進行了何種修行。

正如大家所知道的，真言密教是空海（弘法大師）由中國傳入日本的佛教的一派。

一般的佛教，必須長時間進行嚴格的修行，才能到達佛陀的境界。換言之，必須覺悟到要經過好幾次的輪迴轉生才行。

然而空海卻主張人佛一體，立刻就能成佛，也就是所謂的「即身成佛」。簡單地說，人不必非要等到死了以後才能成佛（佛陀），活著時只要領悟，任何人都可以成佛。這個即身成佛，便成為真言密教的基本教義。

從中國傳入密教，創立眞言宗的空海（弘法大師）

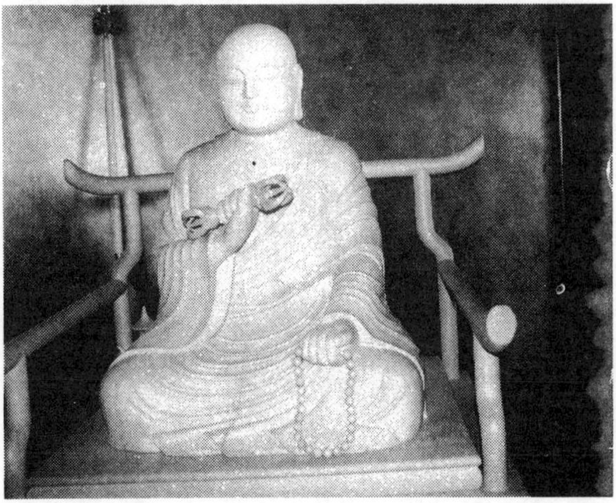

真言密教的領悟方法大致如下：

「人類為一小宇宙，小宇宙為佛這個大宇宙所包住，同時自己的小宇宙中也包含著大宇宙。一旦察覺到小宇宙和大宇宙是同質性的，就算是領悟了。」

真言密教將佛陀「大日如來」視為本尊，而佛陀就是（大）宇宙、宇宙意識或宇宙真理。此外，真言密教承認藥師如來、觀音菩薩、不動明王等許多佛的存在，但認為祂們全都是大日如來的化身。

有關即身成佛一詞，換句話來說就是：「所謂即身成佛，即達到大日如來與自成為一體的境地，或是領悟到這一點。」

空海大師並將即身成佛的具體方法加以體系化，這就是真言密教的行法。一提到密教行法，很多人立刻會連想到殘酷的荒行，但事實上，荒行並非密教的本質行法。

真言密教的基本行法，有以下三密。

・身密……身體所表現的行。例如，雙手手指以各種方式交疊結「印」的行。這些印是表示包括大日如來在內，以各種化身佛的面貌出現的如來或菩薩。至於結印，則意味著與衆佛一體化。

・口密……藉由言語或音樂所表現的行。例如，真言和陀羅尼，是以音表現出宇宙的真理。簡短的字眼是真言，較長的咒文則是陀羅尼。藉著誦唸真言或陀羅尼，可以形成波動共振而與大日如來一體化。

・**意密**……瞑想、集中精神的行，又稱為觀法。瞑想是在心中想像佛，藉著強烈意念而與佛一體化。

由此可知，所謂三密，就是用手結印、口中唸著真言、集中精神進行瞑想、想像佛、努力與佛成為一體的行為。

只要修行三密，就等於學會了基本的真言密教。

據和田先生表示，他並未進行荒行，只是努力修行三密，就具備了現在的法力。另外，和田先生還指出，任何人只要在二～三年內修行三密，都可以具備真言密教的秘法。

●空海的超能力是真的

大家都知道空海能發揮各種超能力，而且只要修行真言密教，就能培養出神通力，也就是各種超能力。這些超能力的作用範圍，包括治療疾病、透視、預知、控制氣象及物質化等等。

那麼，如何發現這些超能力呢？只要與宇宙意識（大日如來）成為一體，自然就會出現願望實現的現象。例如想要治癒疾病時，就會出現疾病治癒的奇蹟。

總之，達到即身成佛的狀態後，只要祈願就能心想事成，也就是說能夠發現超能力產生奇蹟。

雖然任何人只要修行三密就能發現超能力，但是這個超能力是領悟到自己和宇宙是一體的手段，而不是以發現超能力為目的。

那麼要怎麼才能使願望實現呢？

首先要焚燒護摩、進行加持祈禱。

如此一來，如果在日照強烈時祈求降雨，很快就會出現普降甘霖的奇蹟。

真言密教將火視為大日如來的化身，因此焚燒護摩含有燒盡煩惱、淨化自身的意思。

護摩又分為外護摩與內護摩。外護摩是實際燃燒供物的修法，內護摩則是利用內心智慧之火燒去煩惱與邪氣的修法，並未真的使用火。在這二種護摩修法當中，和田先生進行的是內護摩。

加持祈禱是以能幫助你達到目的的佛為本尊，進行願望的祈願。

以和田先生來說，是以太元帥明王為本尊，特地訂製一尊巨大的佛像供奉在觀藏院內。太元帥明王具有憤怒的外形，是守護國家，降伏敵人、具有絕大力量的佛。因為太元帥明王的關係，日本人對於陸、海、空三軍中表現傑出的上將人才，會給與元帥的稱號。

所謂加持祈禱，就是進行三密，想像本尊並向佛祈願。

和田先生的具體作法如下：

「首先當然要進行三密。在太元帥明王像前的修法壇上，身體坐禪（身密），口中唸著真言、也就是大日如來真言『翁阿必拉　文堅　瓦沙拉　塔托邦　若蓟　塔里茲　塔拉波里茲　沙金媚　塔拉沙岡　哦安必　娑瓦卡』（口密），同時進入與大宇宙合為一體的定（寧靜、深沈的瞑想＝意密）。

不久即在定中進入眩目的光中，而且感覺到背後有強光出現，眉間和胸膛則似乎有無數璀燦的光芒穿出。這時的我，突然覺得地球就如同滄海之一粟。

接著腦海中浮現請求加持的患者，感覺上患者好像就在我的眼前。面對患者，由眉間和胸膛突出的太元帥明王光，似乎已經將患者不好的部分完全燒掉。與此同時，患者因接受能量而身體逐漸變暖，病情也漸有起色。這就是利用遠隔加持祈禱治療疾病的原理。」

●腦內出血、乳癌消失！遠隔加持的治癒例

下面再為各位介紹幾個請求和田先生進行遠隔加持而治好疾病的例子。

◇腦內出血的後遺症宣告復原

在觀藏院進行遠隔加持的和田佛心先生

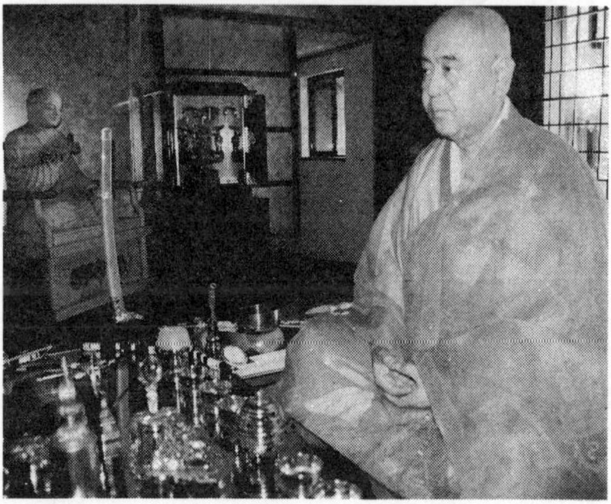

觀藏院所奉祀的太元帥明王像

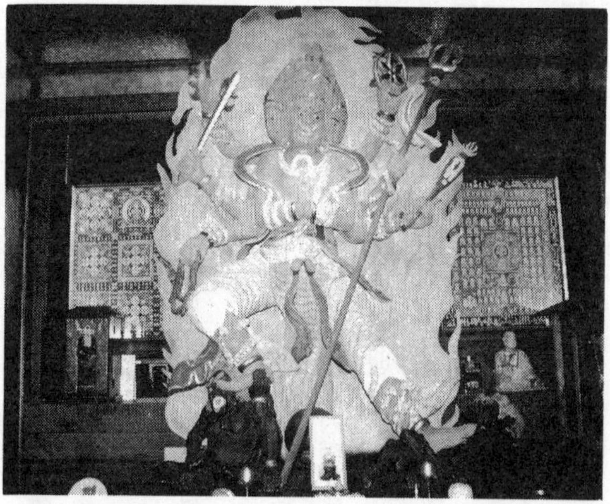

患者是住在東京的六十七歲女性。曾因左頭頂部腦內出血而住院動手術，不料卻留下右半身麻痺、前後左右的感覺消失等後遺症。在倒下之前，她就一直有氣力減退、精神不穩定等現象，感覺「好像生病了」。

後來，患者的兒子在她本人毫不知情的情況下，請求和田先生為她進行遠隔加持。

從接獲請求的當天開始，和田先生每天早、晚二次為她進行遠隔加持，結果效果立刻顯現。就在醫生表示：「這個禮拜（開始進行加持的這個禮拜）她的情況似乎好了許多」後，患者果真逐漸恢復元氣，一週後已經獲准外宿了。

原本步行困難的症狀，在一週內逐漸復原，而右半身麻痺的現象也逐漸消失。三個月後出院，她已經可以走得很好，而且氣色頗佳，精神狀態也非常穩定。

◇「癲癇」完全治癒

在和田先生所在觀藏院附近的一家餐廳，有一位二十六歲的小姐。自十五歲起就為一週要發作二～三次的「癲癇」症狀所苦的她，高中畢業後認識了一名男子，不久就結了婚，還生了孩子。在這期間，她的癲癇仍然不時發作，使得她經常處於危險狀態。

為了治好癲癇，她幾乎跑遍了各大小醫院，甚至還向祈禱師求助及加入某新興宗教，但病情卻依然毫無起色。

有一天，她在店裡遇到和田先生，於是請他進行遠隔加持。開始進行加持以後，心情變得非常愉快，癲癇發作的次數也比以前減少。四個月後，癲癇症狀已經完全不再出現了。

◇乳癌消失

這位住在神奈川縣橫須賀市的四十三歲女性患者，於七年前罹患乳癌而動手術將右乳切除。不料在三年前，左乳又出現了異常症狀，由於症狀和當初右乳罹患乳癌時相同，因此她推斷是乳癌。不想再動手術的她，從健康雜誌上知道了和田先生和他的遠隔加持療法。

她立刻致電和田先生，在電話中，和田先生告訴她：「絕對不要使用任何抗癌劑」。開始進行加持以後，由身體逐漸變得溫暖一事，她知道能量已經傳送過來了。三個月後，乳房的硬塊大致已經消失，六個月後則完全痊癒。「早知道遠隔加持療法這麼有效，當初我也不會動手術把右乳給切除了。」這位女士略帶遺憾地這麼表示。

◇解除家庭失和問題

和田先生的加持療法，不僅能治療疾病，同時還能解決家庭失和等問題。

一位住在埼玉縣大宮市的二十八歲女士，因為丈夫在外與其它女人同居而向和田先生求助，希望他能利用遠隔加持的力量讓丈夫和那個女人分開，與自己重修舊好。

據和田先生表示，進行使夫婦和好，成就良緣的祈禱時，本尊佛並非「太元帥明王」，而是能成就愛、具有將愛慾轉換為領悟的力量的「愛染明王」。

丈夫發生外遇，妻子當然也有值得檢討的地方。以她來說，她是一個自我意識極強、非常任性的人，經常給人帶來麻煩，甚至可以說謊而臉不紅、氣不喘。

像這樣，如果作妻子的不自我反省，不改正以往的態度，那麼就算丈夫回家了，兩人也不可能和睦相處。

因此，和田先生首先要求妻子自我反省，並改正以往的生活方式，然後才為她修愛染明王法進行遠隔加持。三天之後，丈夫果然離開了外遇對象，重新回到妻子身邊。

在遠隔加持持續的一個月內，作妻子的也領悟到自己過往的錯誤，並且努力改變。眼見妻子不再像以前那樣劍拔弩張，作丈夫的自然也收起玩心，安安分分地過起日子來了。

●請求進行遠隔加持的人有半數為癌症患者

截至目前為止，和田先生已經為一五〇〇人進行過遠隔加持。其中約有五成為各種癌症患者，約有二成為精神病患，其餘的則為罹患其它各種疾病的患者。

由於每個人都有一定的壽命，因此並不是每位患者都能治好。但即使無法救助，進行過遠隔加持的人，死亡時都會出現以下的特徵，那就是：臉上表情非常安詳、在毫無痛苦的情況下死去，以及身體一直保持溫熱。

和田先生進行遠隔加持時，只要知道患者的姓名、地址、年齡、病情和擁有照片即可，當事人知不知情並不重要。只要家人都有治好疾病的心，就能化為強大的力量，使疾病迅速復原。如果當事人知情，而且對遠隔加持深具信心，治癒疾病的意念又相當堅定的話，復原的遠隔加持會更快。

因疾病的種類不同，開始遠隔加持後不久，有時可能會出現暫時惡化的情形。這就是所謂的好轉反應，是病情即將好轉的前兆。像腦梗塞、癲癇、憂鬱等腦部疾病的好轉反應，就是非常想睡，這種症狀通常會持續二～三週。

接到患者的請求後，和田先生會每天早、晚為所有患者進行加持祈禱。至於要多久才能使疾病復原，主要是視疾病的種類和程度而定。

以癌症等難病為例，大約需要三個月～半年。

如果不是難病，以骨折為例，只要進行遠隔加持，就可在短時間內復原。

和田先生進行遠隔加持的治癒率高達八〇％以上，不過還是有一些不太容易治好的例子存在。一般來說，有以下情形的人較難治好。

①、使用抗癌劑等強力藥物，自然治癒力較差的人。

②、動過不自然手術的人。
③、疾病存在已久，問題所在部位的組織已經變硬的人。
④、雖提出請求，卻對真言加持力不具信心的人。
⑤、壽命已到盡頭的人。
⑥、具有不良業障（＝業）的人。這時要先去除業障，才能治好疾病。

至於和田先生所治好的疾病，則包括各種癌症、各種精神病、糖尿病、氣喘、過敏性疾病、骨質疏鬆症、風濕、腦梗塞、鼻炎、不孕症、複雜骨折等。

和田先生也曾對愛滋病進行遠隔加持，結果復原情形非常理想。

除了疾病以外，其它像安產、拒絕上學兒的治療、成就婚姻、夫妻和好、生意興隆等等，只要請求先生進行加持祈禱，多半都能獲得圓滿的結果。

●人類是由肉體和高次元意識體雙重組合所構成的

和田先生身為密教僧侶，怎麼會具有遠隔加持力呢？對於這個問題，和田先生的回答如下：

「我雖然學習真言密教，但還是一個擁有貪、瞋、痴等煩惱的凡人。學習真言密教的人，只要努力修行三密、達到解脫的境界，自然就能具備各種法力。將得到的功德用於普渡眾生，是真言行者的基本守則。

我的目標是求得解脫，在此之前，我必須將自己所培養的法力用在大衆身上。解救衆人免於疾病或困難，才是我真正的本心。

我在為人治病時，一直都避免強調宗教色彩，但不論是罹患疾病或治癒疾病，其實都是一種緣。我想擁有正確的佛教信仰，應該才是真正的目的吧！」

有關疾病的原因，和田先生表示：

「疾病大多是由於身心失調造成的。簡單地說，是因為內心產生不好的想法而造成的。此外，也可能是因為飲食的關係。因為高次元意識體而罹患疾病的人，也不在少數。我藉由遠隔加持發現了疾病的真正原因，當然希望患者都能培養正確的生活方式。

對於現代醫學無法治癒癌症、精神病等難病一事，和田先生認為：

「人類是肉體和高次元意識體組合而成的雙重構造，現代醫學並未察覺到這一點，因此它只是針對人類肉體進行治療的醫學。而疾病多半是由於心（高次元意識體）所引起的，在這種情況下，現代醫學當然很難治好癌症或精神病等難病。」

和田先生和一般密教僧侶不同的是，他很清楚人類是肉體和高次元意識體組合而成的雙重構造。

●利用遠隔加持使難病減輕的原理

利用法力進行遠隔加持，為什麽能使難病、慢性病復原或減輕呢？很多人對此都感到不可思議。為了解開各位心中的迷惑，下面就來探討其原理。

各位或許不知道，第二、三章所介紹的中川雅仁先生和宮崎雅敬先生，和和田仙心先生一樣，都具有在遠距離外藉著傳送氣能量減輕難病或慢性病的能力。此外，後面將會介紹的松元密法先生和忍田光先生，也具有這種能力。

以遠隔方式治療疾病時，並不是一定要有法力才能進行，只要是能夠用手送出氣能量的人，都可以施行遠隔療法。

根據我的研究，這種能力是開發了在高次元意識體的查克拉，形成特殊意識狀態時，腦波降到θ波以下而發現的。

人類的高次元意識體，存在著七個查克拉這種宇宙（氣）能量的吸入口及連結經路。施行氣功等開發查克拉時，就會發現各種超能力。

人的意識包括顯在意識、潛在意識和在其深處的超意識。表現於日常生活中的是顯在意識，瞑想狀態等為潛在意識；如果再進入深沈瞑想狀態，則為超意識，整個宇宙擴大，可與所存在的宇宙意識互通。

意識成為超意識狀態，與宇宙意識互通之後，就能發現各種超能力。如此一來，當然也能發現遠隔療法的能力。

這時，原本為r波或β波的腦波，會變成α波或更低的θ波和δ波。

換言之，任何人一旦開發了查克拉，進入或接近瞑想狀態，意識就會成為超意識，與宇宙意識合為一體而發揮各種超能力。這時的腦波，多半是θ波或δ波。

因此，所謂利用法力進行遠隔療法，其實並非藉著法力的力量，而是利用法力開發超能力的結果。由這點來看，真言密教其實就是空海所開發出來的超能力開發系統。

和田先生就是藉由瞑想，進入超意識狀態與宇宙意識（大日如來）成為一體，然後想像患者，透過宇宙意識送出能量而使疾病痊癒。

我認為，和田先生的遠隔加持，就是根據這個原理而來的。遠隔加持除了能治療疾病之外，也能實現各種願望。

●使腦波同調的和田佛心的遠隔加持

和田先生可以利用遠隔加持治癒難病，那麼在進行遠隔加持時，他和患者的腦波之間究

人類意識與宇宙意識的關係

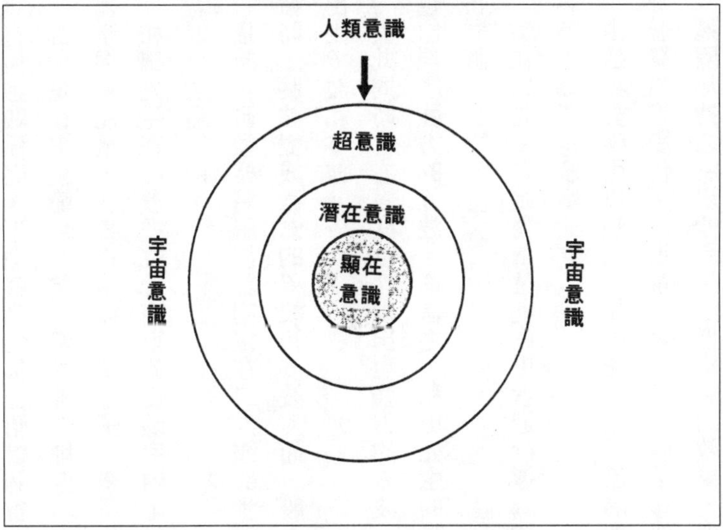

腦波與意識、超能力的關係

腦波（振動數）	容易產生的症狀	意識狀態	超能力的發現
波（30赫以上）	興奮狀態	顯在意識	未發現
β波（14～30赫）	日常生活狀態		
α波（8～14赫）	放鬆狀態	潛在意識	精神集中，能力提升
θ波（4～8赫）	瞑想狀態	超意識	發現各種超能力，容易接受心電感應
δ波（0.4～4赫）	深沈瞑想狀態		願望會實現

竟具有何種關係呢?下面就為各位介紹這個曾在電視節目中進行的實驗。

實驗是在電視節目「關口宏的神奇地帶」中進行，主持實驗的是致力於研究以科學測定機器掌握氣能量、在東京電機大學電子工學系任教的町好雄教授。

和田先生在町教授位於東京的實驗室內，為九十四公里外的熱海市熱海醫院的一位女性患者進行遠隔加持。

這時，町教授將腦波計固定在二人頭部測定其腦波。當和田先生進入瞑想狀態開始遠隔加持時，腦波變成微弱的θ波和δ波。而一般人通常只會產生r波或β波，只有超能力者才會出現θ波和δ波。

與此同時，右腦間歇性地出現強力的β波。當和田先生出現強力β波時，遠在熱海的患者也出現了強力的β波。換言之，和田先生的腦波，與相距九十四公里遠的熱海患者的腦波保持同調。

當和田先生開始對這位乳癌患者進行遠隔加持時，接受加持的她頻頻表示:「好熱、好想睡噢!頭覺得麻麻的。」

由這項實驗可以知道，和田先生進行遠隔加持時，接受加持的患者的腦波會改變，並出現身體發熱等變化。這也意味著，某些能量即使隔著一段距離，也能在瞬間完成傳送。

遠隔加持之所以能產生治癒疾病的效果，大概就是由於極高水準的宇宙能量，能在瞬間送達的緣故吧！

●遠隔加持的疾病施療法就是宇宙能量療法

最後將本章的重點整理敍述如下。

由和田先生利用遠隔加持治癒了癌症、精神病等各種難病，即可證明真言密教的遠隔加持確實具有驚人的力量。此外，只要修行真言密教的三密，任何人都可以和和田先生一樣具有超能力。

真言密教的修行目標，是瞑想集中精神、與佛合為一體，也就是達到即身成佛的狀態。一旦達到與宇宙意識合為一體的狀態，就能發現各種超能力，使願望實現。這時的腦波，為θ波或δ波。

另一方面，超能力的腦波為θ波或δ波。

根據超能力與腦波的密切關係，可知只要腦波能夠變成θ波或δ波，即使不曾修行，一樣能發現超能力，輕易地進行遠隔療法。

總之，真言密教是進行瞑想以集中精神，使腦波經常維持θ波或δ波的橋樑。

不曾信奉真言密教的人，只要每天瞑想集中精神，努力與宇宙合為一體，使腦波成為θ

波或δ波，一樣可以發現超能力，進行遠隔療法。

一旦達到與宇宙意識合為一體的狀態，就能與患者最深層的超意識結合，接著再想像將能量傳送給對方的情景，這樣，患者就真的能夠獲得能量而使疾病痊癒。附帶一提，這裡所說的能量是指宇宙能量。

因此，遠隔加持可說是能量水準較高的宇宙能量療法。

第五章

利用「氣」生命能量解救難病的松元密法

●開發使用生命能量的「里布里」療法

利用不被現代科學認可的「氣」能量，也就是宇宙能量治好難病的例子相當多。諷刺的是，大部分的人都不知道這個能量究竟是何種能量，只知道利用某種未知的能量可以治癒疾病。

下面就為各位介紹一位對生命體所具有的生物體能量有深入瞭解，主張「疾病是指生命體細胞原有的波動無法發揮的狀態。如欲治療疾病，就必須注入生命體細胞原有的波動，使其成為正常波動」，並基於此一想法，治療包括難病在內各種疾病的偉大人物。

此人就是在奈良縣大和郡山開設東方醫學治療院「常祐院」的松元密法先生。松元先生是修行密教的宗教家。

二十三歲失明的松元先生，並未因為自己是一名視障者而自暴自棄。相反地，他付出比正常人更多數倍的心力，為社會、為衆人而四處奔走，這種精神實在令人敬佩。

在此簡單介紹一下松元先生的經歷。

松元先生出生於一九三九年五月，現年五十七歲。五歲失恃的他，於二十三歲那年遭遇一次重大交通事故，在動過十幾次手術後終告失明。後來又因病摘除一枚腎臟。和一般人相相比，他的人生道路可謂崎嶇多難。

松元先生自小就希望成為醫生，奈何根據日本的醫師法規定，視障者無法取得醫師執照，於是他只好退而求其次，選擇學習東方醫學，希望能成為一名針灸師。

雖然他雙目失明，但是在治療患者時，卻能根據患者的情緒做出正確的診斷。他很為自己能以針灸為人治病感到驕傲，但在治療的過程中，他逐漸察覺到光靠技術似乎還不夠，必須再更加深入才行。

有一天，一道如陽光般眩目的強光直接照射在松元先生身上，使得他昏迷達數小時（我想，這時在松元先生體內，可能有超高級的高次元意識體存在）。

松元先生原本打從孩提時代，就能從手發出極強的「氣」能量，但從這一天起「氣」能量變得更強了。

以此為契機，他於三十四歲時前往奈良的信貴山玉藏院進行密教修行。一邊從事針灸工作，一邊於每晚九點前往寺院修行，直到凌晨一、二點才回家，這樣的生活持續了三年後，他終於決定出家。

出家後他立刻向千日行挑戰。千日行的內容如下：

每天花十五個小時在日常工作、也就是針灸治療上，然後進行誦經、瞑想。每天只吃一個飯糰和味噌湯，睡眠時間不得超過三小時。此外，每個月一次一連三天待在山中，不眠不

克服各種障礙，解救難病患者的松元密法先生

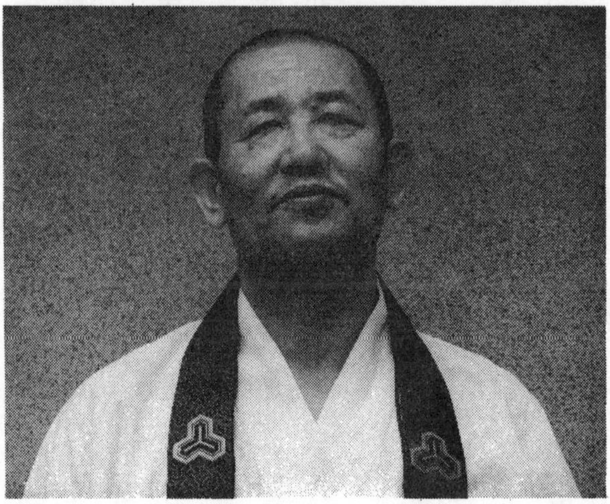

位於奈良縣大和郡山市的常祐院

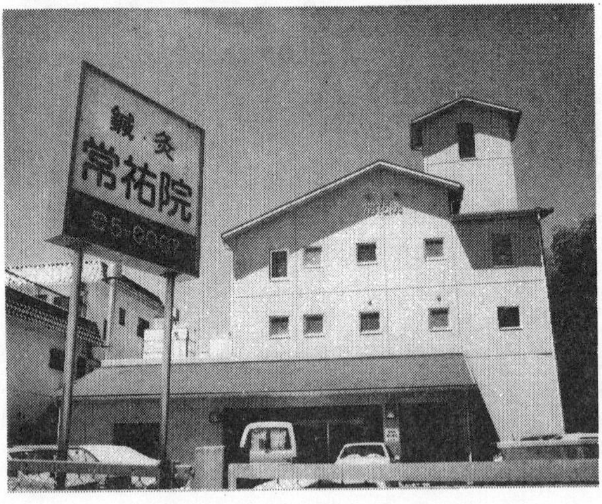

休地進行坐禪、半斷食和瞑想。

要言之，所謂的千日行，就是在一千個日子當中，進行每天只吃一點東西、只睡幾個小時、持續誦經和瞑想的修行。

松元先生的千日行在進入第三年時，終於因為無法忍受飢餓而中途放棄，不得已只好從頭再來。結果，他整整花了五年的時間才挑戰成功。

千日行的目的，在於使大自然界的波動和生物體波動合而為一，發揮生命振動使頭腦及其它感覺超乎常人，非常清醒。換句話說，就是與整個大宇宙合而為一，進行溝通。而在完成千日行以後，松元先生果真成功地與人宇宙合而為一，進行溝通。

松元先生由此察覺到，自然的石頭和水能放射出特有的能量，同時還有來白宇宙的未知能量出現。另外，他還能敏感地掌握到這些精妙的能

感知患者「氣」生命能量進行疾病診斷的松元先生

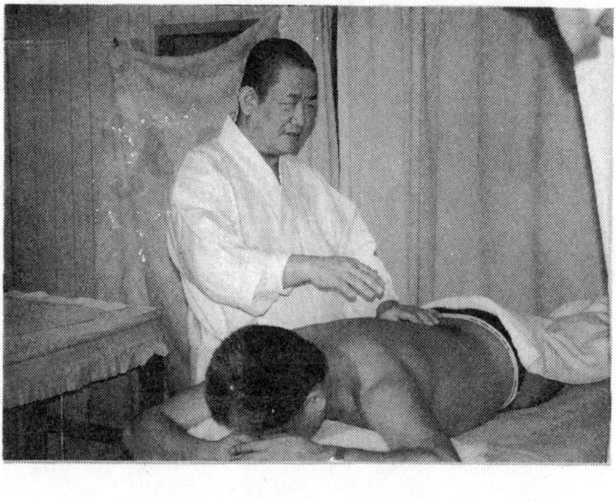

量差距。

除了察覺自然的石頭、流水、宇宙所放射之能量的存在之外，同時還能藉由自己身體敏感地分辨出能量之間的微妙差距，加以吸收後，使其在體內同化、同調，甚至在必要時放射出必要量來。再者，對於種類不同的任意能量，也具備了將其封閉在任意物質中的技術。

總而言之，松元先生已經具備了掌握及控制存在於宇宙及萬物中的各種氣能量（宇宙能量）的技術。

松元先生雖然眼睛看不到，卻能根據氣能量的種類分辨出它們具有各種不同的顏色。

除了這些能力以外，松元先生還具有經由密教修行所得到的一般法力。

於是，具有掌握、控制萬物所放射的各種氣能量之技術的松元先生，在進行針灸治療時，也從事氣能量的研究。後來他並活用以往的研究成果及自身的超能力，自費開發出能治癒疾病的氣能量發生製置及各種氣能量商品。

與此同時，他又在原有的鍼灸療法之外，以自己所發現的氣能量理論為基礎，開發出新的「里布里療法」，繼續為救助難病患者貢獻心力。

●逐漸解明的「氣」生命能量

松元先生將他能感受並加以控制的精妙能量，命名為《「氣」生命能量》，這也就是筆者所說的宇宙能量。

宇宙能量是現代科學尚未認可的能量，故至今仍無統一名稱。

松元先生並不以能自由控制《「氣」生命能量》為滿足。相反地，他正試著以科學方法深入研究「氣」生命能量發生的構造和性質。

以下就是松元先生所得到的研究成果：

●宇宙中有支配所有生命物質的未知能量存在。

●一個細胞是由十億個以上的原子所構成。在原子核周圍有電子環繞，並藉著負面效果（超電導體自已脫離磁場的現象）產生些許振動（「物質振動」）。這個能量是零點能量，是來自宇宙自然界的能量。另外，生物體細胞內的原子是無電磁場世界，亦即是超電導的負面效果世界。

●原子內由所有電子所衍生的負面效果所衍生的振動，會相互共鳴而製造出振動。擁有負面效果共鳴振動的原子，一旦充滿在細胞內，將會產生很大的力量，在細胞內形成振動場，稱為「生命振動波」。

●生命振動波會干涉細胞膜而形成新的波動，即所謂的「生命波動」。生命波動波及整個身體時，會形成一種規律的節奏，稱為「生物體波動」。

●肉體的熵（表示物質無秩序度的尺度）會因正面的秩序破壞能量而活性化或消滅。另一方面，現代科學還不知道宇宙的熵具有負能量（保持秩序的能量）。至於生命波動，則是熵為負能量時所產生的。

●人類由肉體和靈魂所構成，由支配肉體的能量（生物體波動）和支配精神所產生。而生物體振動和生命振動的總稱，就是「氣」生命能量。

●「氣」生命能量是在以生命振動為主的「某個定數×一兆赫」的循環帶（周波數）中。

●在些許循環帶中的一周波數，是不具有波動的「純粹振動」，這就是精神作用•靈魂。

●在一兆分之一赫的周波數之間出現些許差距的能量，各自的作用均不同。

以上的科學說明似乎相當複雜，如果換個比較簡單的方式來說，那就是松元先生已經瞭解了生命體所放射的「氣」生命能量的發生構造，以及它是屬於何種性質的能量。

他之所以能夠瞭解，主要就是因為已經具備掌握、識別一兆分之一赫的些許周波數的不同能量這種能力。根據松元先生的說法，目前在一兆分之一赫的些許周波數帶中的「氣」生命能量，共有二〇〇種以上，而且他已經具備了加以識別、抽出控制的技術。

要言之，松元先生本身就是具有超高感度、能感受到宇宙能量的感應器。藉此，他瞭解了「氣」生命能量，並培養了能自由控制及使用這種能量的能力。

●疾病是因為「氣」生命能量紊亂而引起的

瞭解了「氣」生命能量以後，自然與人類的關係和疾病的原因也就豁然開朗了。

根據松元先生的說法，只要能使「氣」生命能量的周波數保持正常，自然界的秩序就能維持穩定，人類等生命體則能維持健康狀態。

由此可知，疾病就是因為人類「氣」生命能量的周波數紊亂所引起的。而造成周波數紊亂的原因，也就是疾病的原因。

人類必須與自然調和才能生存。因此，肉體波動具有與四季變化同調的生物規律。但是，生在現代，要與自然調和並不容易，所以因生物規律紊亂而引起疾病的情形極為普遍。

另外，人類本身所造成的環境污染和環境破壞，使得自然的波動紊亂，也是引起疾病的原因之一。

臭氣層遭到破壞導致有害紫外線增加，使得人體的免疫力減退而有癌等疾病發生。當然，個人電腦、微波爐、電話、大哥大、隨身聽等所發出的電磁波，也是造成「氣」生命能量的波動紊亂的原因之一。

這些電磁波公害會直接攻擊遺傳因子系統，成為白血病等癌症的誘因。

除此之外，不調和的感情或壓力，也是使「氣」生命能量的波動紊亂，引起疾病的原因之一。

松元先生認為具體的疾病原因大致如下：

◇**外因**……風、暑、寒、濕、燥等與自然的不調和、生活規律發生變化，冷暖氣、鋼筋水泥大樓等不順應自然的生活方式，包括家庭、工作問題在內的壓力，外傷、過度疲勞、暴飲暴食，化學調味料、防腐劑、著色料、咖啡、紅茶、砂糖等的攝取，電磁波公害等。

◇**內因**……喜、怒、憂、思、悲、恐、驚等七情，喪失氣力、污濁血液所引起的變調，體內水分污濁形成的所謂「氣、血、水」三毒，體質等。

這些原因與前章宮崎雅敬先生利用高次元〇環測試所調查到的疾病原因，幾乎完全一致。

●「氣」生命能量的種類與效果

松元先生能夠瞭解，抽出只有一兆分之一赫些微差距的「氣」生命能量，並培養了能自由將其放入水或陶瓷等任意物質中的能力。

先生認為，能夠檢知、抽出、自由控制的「氣」生命能量，目前有二〇〇種以上，而且各能量的性質與效果都不相同。

下面就為各位介紹幾種由先生檢知、抽出的「氣」生命能量。附帶一提，這些能量的名稱，都是由先生自己命名的。

◇基本能量

為生命在地球上發生時，在由氨基酸進化為單細胞之際產生作用，具有自然界命令程式的波動能量。在生物體內可以使細胞活性化，促進內臟各器官的機能，抑制機能異常亢進，提高自然治癒力及增強免疫力。在物質方面，具有誘導酸性、鹼性趨於中性的作用。因為中性誘導力極強，故能調和氣味、使物質不容易腐爛。

◇RBP溫・冷・中

為利用大地能量使電流流通順暢的自然界基礎能量，共有三種：

〈RBP溫〉……波動緩和、輕柔，具有使物質趨於溫熱的作用，可用於促進發芽等。

〈RBP冷〉……波動小而激烈，能提高及冷卻生物機能，孕育出強壯的植物。

〈RBP中〉……中性誘導化，可調整人類的胃部機能。

◇PAS（有1・2・3三種）

不存在於自然界，由宇宙另一端所得到的振動波動能量。容易與腦的振動波同調，可對肉體等物質波所擁有的情報程式輸入命令、指令。

對一切頭部疾病均能產生良好作用，使頭痛、頭重、頭昏眼花等症狀消失，此外，也適用於頭髮稀疏、掉髮、白髮等情形。因殺菌力極強，故也適用於各種病毒性疾病。

◇其它

有關其它能量，礙於篇幅有限，只能為各位列舉幾個名稱，如「ROK溫・冷・中」、「RMC溫・冷・中」、「MIX溫・冷」、「N—1」、「大樹」等。

●調查「氣」生命能量效果的實驗

松元先生不但能抽出以上各種「氣」生命能量，還能將其注入水、陶瓷、金屬等各種物質當中，用來治療疾病。在將其應用於治療疾病之前，先生曾進行了各項調查能量效果的科學實驗，其結果如下：

◇大腸菌大幅消失

在污水中加入注入各種「氣」生命能量的水，調查是否具有大腸菌的滅菌效果。

結果顯示大腸菌大幅消失，由此確認具有殺菌效果。

◇促進植物成長

利用〈RBP中〉能量栽培蘿蔔菌和香菇。結果顯示，與自來水相比，用能量水栽培的植物生長較為迅速。此外，利用能量水栽培稻作時，收穫量也會大幅提升。

◇淡水魚與海水魚共棲

在水槽內各自倒入一半的海水和淡水，然後放入帶有「氣」生命能量的陶瓷，再將海水魚和淡水魚養在其中，結果，兩種魚共棲的情形持續了三個月以上。

另外，兩種魚在沒有放入陶瓷的水槽中共棲時，二～三天即告死亡。

◇汽車排放廢氣的情形獲得改善

在二輛汽車的排氣消音器中，分別安裝含有「氣」生命能量的鋁箔及不含「氣」生命能量的鋁箔。結果發現，含有「氣」生命能量的鋁箔，有助於減少氮氧化物，使排出的廢氣幾近無臭。

由以上敍述可知，各種「氣」生命能量具有各種不同的效果。

●植基於三位一體醫學的里布里療法

能檢知、抽出各種「氣」生命能量，並具有控制能力的松元先生，以自創方式將「氣」生命能量用於治療難病，結果獲得很大的成功。

松元先生將自己所發明的療法，命名為「里布里療法」。所謂的「里布里」，就是「活力充沛、很有元氣」的意思，代表松元先生「讓所有患者都能回到原先活力充沛的狀態」的願望。

里布里療法以東方醫學為主，另外還納入部分西洋醫學及心理療法，堪稱為「三位一體」的醫學。

里布里療法是基於「人類是生命與生命體（〈心與體〉）合一，生命體的根源是大宇宙的振動（〈生命振動〉）與自然界的物質波動（〈生物體波動〉）合一而形成的，當這些波動變得紊亂時，就會引起疾病。」的想法，藉著將患者的生命體引導回人類原有的正確波動而消除疾病。

具體地說，里布里療法是由排瀉法（消除不良狀態、引導回原有狀態）、再生法（引導至好的方向）及活性法（引導向健康）等三個方法所構成的。

換言之，這是去除不良波動、修正紊亂的波動，將人體引導回原有的狀態，然後投與「氣」生命能量，使人體活性化、提高自然治癒力的治療法。

●診斷是根據臨床檢查資料及O環測試來進行

常祐院雖是以東方醫學為主的治療院，但同時也納入了西洋醫學好的部分，因此血液檢查或X光檢查等檢查結果，也常被用作診斷、治療時的參考資料。

患者來到治療院後，首先如西洋醫學般進行血液檢查和X光檢查作為診斷依據。上述檢查的結果要一段時間才能出來，這時可以進行O環測試。

松元先生只要面對患者，單憑五感就可以知道對方身上哪個部位有毛病及疾病的原因，但為了方便患者瞭解，他通常會進行O環測試。和一般O環測試不同的是，松元先生是親自用手指形成O環，再由助手將O環打開。

松元先生最重視的O環測試部位是「胸腺」。這是因為胸腺與免疫系統有密切關連，藉著測定胸腺強度的O環測試，就可以知道目前自然治癒力的情形，對疾病的診斷很有幫助。

在常祐院，O環測試不只用來診斷疾病，同時也可以用它來選擇療法、判定應該給與多少能量及估計治療日數等等。

●「氣」生命能量注入療法

松元先生在常祐院是使用「氣」生命能量來進行治療，而給與患者能量的方法很多，通常他會將最適合患者的方法加以組合實施。

下面就為各位介紹幾種松元先生給與患者「氣」生命能量的方法。

◇注入能量的鍼

進行針灸治療的松元先生

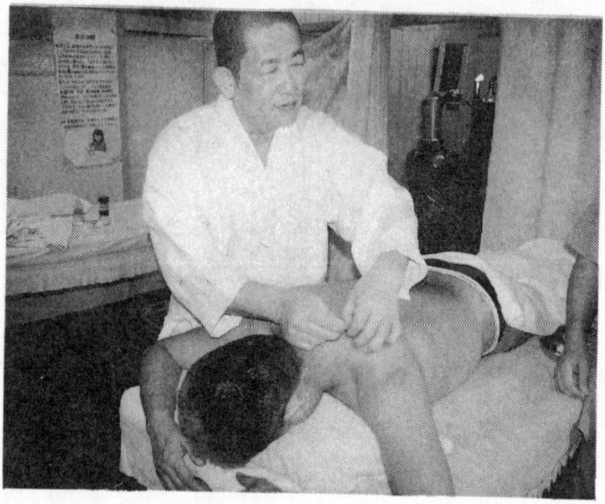

注入能量的鍼

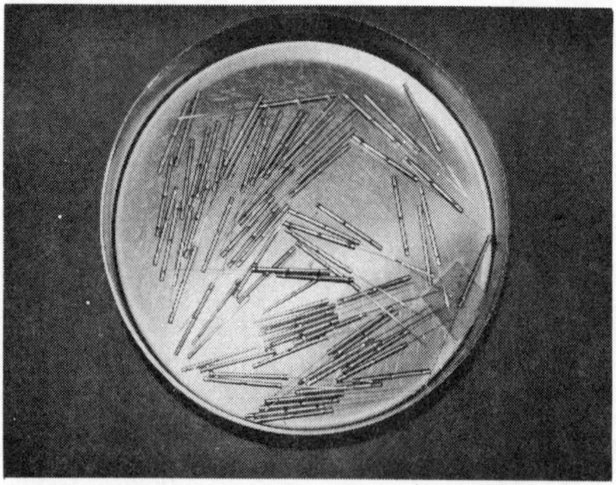

在平常使用的鍼上注入適當的「氣」生命能量，然後對患部施以針灸治療。透過鍼，可以使「氣」生命能量進入體內；含有能量的鍼，可使全身溫度上升，身體循環機能顯著提升，進而提高健康恢復效果。

◇「氣」生命能量水

水的振動數與「氣」生命能量的振動數非常接近，因此水很容易吸收「氣」生氣能量。水占人體的七〇％，是非常重要的物質，故常祐院特別使用可以製造數噸「氣」生命能量水的裝置來造水。

常祐院內所使用的水，全都是「氣」生命能量水。

◇能量放射床

這裡所說的能量放射床，是在一般床

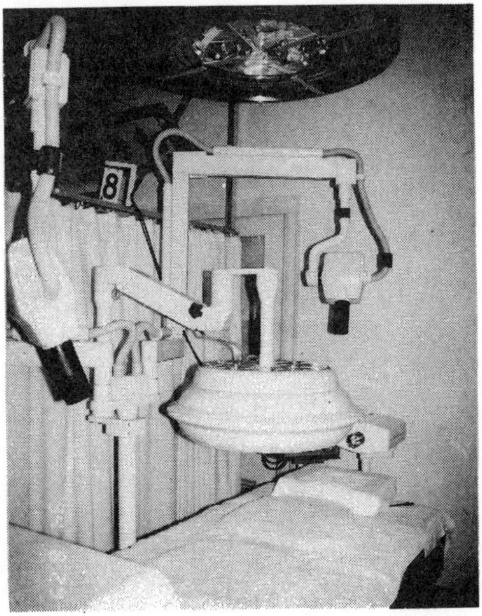

由松元先生所開發的「氣」生命能量照射裝置與能量放射床

中安裝許多可以讓「氣」生命能量水通過的管子，並以唧筒使水不斷循環，這樣當患者躺在床上時，就可以不斷地接受到能量放射。另外，水在放射好能量的同時，也會吸收患者的不艮波動。

◇「氣」生命能量照射裝置

松元先生開發了能夠任意照射「氣」生命能量的床及「照射裝置」。當患者躺在床上時，利用此一裝置即可在全身的必要部位進行「氣」生命能量照射。

除了照射裝置以外，松元先生還開發了多種能量照射裝置以供使用。

◇全院性能量發生裝置

常祐院內從地板到牆壁，都會源源不絕地放射出「氣」生命能量，甚至連空調設備也不例外。

因為這個緣故，患者一來到常祐院就覺得身心舒暢，自然疾病也就很快地復原了。

◇能量水點滴

注射加入「氣」生命能量水的點滴，必須由醫師來進行。對難病患者而言，在體內注入濃度極高的「氣」生命能量，可發揮極大的速效性。

◇能量產品

松元先生能夠將「氣」生命能量注入任何物質中，從而開發出各種能量產品供患者使用。

這些能量產品包括頭帶、腹卷、鞋墊、飲料、化妝品等。

◇松元先生的手部力量

松元先生的手和整個身體，會不斷放出強力的「氣」生命能量。由松元先生手部放射出來的能量，當然可以治療疾病，但只能為少數人實施，故只有在特別的情況下才使用。

松元先生會選擇適當的方法加以組合，應用於患者的疾病治療上，因而效果相當驚人。

●里布里療法的劃時代效果

以下為各位介紹幾個症例。

◇肝炎、肝硬化完全治癒的五十六歲男性

這位患者先是罹患急性肝炎，後來病情逐漸惡化，一年後經醫師診斷為併發肝硬化的慢性B型肝炎。前後住院四~五次後，醫師終於表示：「目前還沒有有效的治療方法，我也愛莫能助。對不起，恐怕你這一輩子都無法再工作了。」

後來他經人介紹來到常祐院，開始進行集中式的里布里療法。一個月後，原本為正常值一〇倍的GOT、GPT（肝臟酵素）值減半，原本發黑的臉色也變為粉紅，並且產生了食

慾和慾望。

二個月後，GOT、GPT已接近正常，日常生活和工作再也不會受到任何阻礙。三個月後，他終於完全恢復健康，再度回到工作崗位。

當他回到以前的醫院接受複檢時，那位以沒有好的治療法為由，宣佈放棄治療的醫師不禁大吃一驚：「啊！你已經完全恢復了。這真是太好了！」只是他永遠也想不通這究竟是怎麼回事？

◇胃癌消失的六十歲男性

這位患者因罹患惡性胃癌而接受切除手術，不料手術後的恢復情形不良，不僅體重大幅減輕，而且缺乏食慾和體力，處於疾病隨時可能復發的最惡劣狀態。

正當絕望之際，他從電視上知道了松元先生的里布里療法，於是來到常祐院接受治療。三天後，病情逐漸好轉，原先的便秘症狀變為快便，褥瘡及手指上的黑色斑點也消失了。持續接受里布里療法二個月後，體力已大致恢復，胃癌也告痊癒，一切都回復到生病前的正常狀態。

◇子宮肌瘤及極度貧血痊癒的五十五歲女性

這位患者在被診斷出罹患子宮肌瘤後，醫師曾多次勸她接受手術。此外，她還因為極度貧血而必須使用增血劑及接受輸血，同時也有膝痛、手指麻痺、視力減退等問題。不久後，她開始以看門診的方式，到常祐院接受里布里療法。

一個半月後，視力由〇・四進步為〇・九。二個月後，全身的血液循環大幅度改善，膝痛、手指麻痺等症狀也消失了。五個月後，子宮肌瘤和貧血完全治癒，再度恢復為以前的健康體。

◇膠原病治癒的四十歲女性

這位患者罹患了現代醫學認為不可能治癒的膠原病，曾看了許多醫生、吃了許多藥物，不料非但病情未見改善，反而還因藥物的副作用引起胰臟炎、風濕、舌癌等疾病。在朋友的介紹下，臉色發黑、毫無精氣的她，終於來到常祐院接受集中式的里布里療法

在松元先生以綜合方式為她注射能量水點滴，進行能量針灸、按摩、能量照射之後，症狀果真逐漸好轉，一年後已經完全恢復健康。

不只是現代醫學束手無策的膠原病，連因藥物副作用而引起的胰臟炎、舌癌、風濕等，也藉由里布里療法一併加以克服。

◇青年性糖尿病治癒的二十歲男性

這位年僅二十歲、還是個學生的患者到常祐院來時，正處於手指、嘴唇周圍乾燥、臉上長滿濕疹、無法到戶外走動的嚴重狀態。根據腎臟機能減退、血糖值異常增高等檢查結果，松元先生診斷他罹患了青年性糖尿病。進行里布里療法一週後，患者臉上的濕疹幾乎完全消失。一個月後，手指和嘴唇四周不再乾燥。二個月後，疾病已大致改善，但仍持續接受提高肝腎功能以改善過敏體質的療法。三個半月以後再到醫院接受檢查時，發現血糖值已經恢復正常，糖尿病也痊癒了。

由以上的症例可以知道，即使是現代醫學難以治癒的多種癌症、肝炎、肝硬化、子宮肌瘤、膠原病、風濕、糖尿病、特應性疾病等難病和慢性病，只要利用松元先生所開發的里布里療法，就能使其復原。

另一方面，由於常祐院並非醫院，因此並沒有住院設備，但為了方便那些必須集中治療的患者，乃特別提供免費的住宿設施。

●對治療愛滋病有效的里布里療法

目前，愛滋病在世界各地不斷蔓延。因為沒有治療方法，一旦發病就等於被判死刑，因此人人都聞之色變。

前面說過，愛滋病是一種免疫不全的毛病，只要提高免疫力，要減輕症狀，甚至治癒疾病，並非完全不可能。

里布里療法是藉著給與生物體能量、提高自然治癒力（免疫力）而克服疾病，對愛滋病應該也能產生效果才對。

事實上，松元先生在海外曾試著利用里布里療法來治療愛滋病患者，結果成功地使症狀大幅改善。

一直很想到英國旅遊的松元先生，終於在一九九二年七月得償宿願。

這趟英國行原本是為了觀光，孰料他抵達機場時，竟有愛滋病患前來請他治療。從不拒絕他人請求的松元先生，只好中止觀光行程，專心為愛滋病患者進行治療。

在此施行的里布里療法，主要是藉著發自松元先生雙手的能量進行照射，以及使用能量鹹、能量水來進行治療。

結果，這些接受治療的愛滋病患的病情，都獲得了顯著的改善。為了更進一步改善症狀，松元先生在回國以後，還自費派出幾名團員到英國待了一年，繼續利用里布里療法為這些患者進行治療。

後來，全部患者的免疫力都顯著提高，愛滋病症狀也有了明顯的改善。部分的患者甚至能重新回到社會上，過著與正常人同樣的生活。

由此即可證明，里布里療法對於愛滋病確實頗具效果。

●里布里療法也是宇宙能量療法

最後將與松元先生所開發的里布里療法有關的情報整理，敍述如下。

修行真言密教的松元先生雖然雙目失明，但是他卻克服了眼睛看不到的障礙而成為針灸師。

後來他甚至向千日行挑戰，成功地與大宇宙合一、溝通，從而知道如何識別發自宇宙和自然、無比精妙的「氣」生命能量，並培養出加以控制、利用的技術。

關於疾病的原因，松元先生認為主要是由於個人「氣」生命能量的周波數（波動）紊亂所引起的。

另外，他還開發出能改正患者「氣」生命能量紊亂的現象，注入「氣」生命能量以提高自然治癒力的里布里療法。

事實證明，利用里布里療法，的確可以使癌症等難病迅速復原。而里布里療法所使用的「氣」生命能量，其實就是筆者所說的宇宙能量，因此里布里療法可說就是宇宙能量療法。

第六章

以愛和感謝的氣解救難病的忍田光

●獲得氣治療能力的忍田光

先前已經為各位介紹過以飲食療法、氣能量、漢方、法力等與現代醫學治療法完全不同的方法，向現代醫學束手無策的難病挑戰的多位人士。而本章所要介紹的，是一位和第二章所介紹的中川雅仁先生同樣，利用自己所發出的氣能量在治療癌症、風濕、精神病等難病上展現顯著效果的氣能量者。

此人就是在茨城縣猿島郡猿島町開設「治療療術院」的忍田光先生（七十三歲）。忍田先生於一九八九年培養了氣治療能力，能夠藉著由手發出的氣能量來改善疾病。

忍田先生於六十五歲時決心成為療術師。一般人到了六十五歲這個年紀，多半喜歡過著悠遊自在的退休生活，但是他卻基於回饋的心理：「過去蒙老天厚愛，我一直都活得非常健康。因此，在往後的人生，我希望做一些對他人有益的事作為回報。」而選擇成為療術師。

決心成為療術師後，他開始學習整脊療法、整體術、溫熱療法、刺激療法等東方醫療及民間療法。二年後，也就是一九八八年九月，他通過療術師會的鑑定考試，取得療術師的資格，旋即於自宅開設「治療療術院」。

由於開設療術院的宗旨是為助人，因此收費非常便宜。透過患者的口耳相傳，前來要求治療的患者不斷增加。

開業一年後，他逐漸瞭解到「骨盤紊亂」是導致疾病的原因之一，於是開始進行以骨盤調整為主要目的療法。

有一次他突然想到：「為什麼不試著用『氣』的力量來調整骨盤呢？」於是嘗試性地用手抵住骨盤，結果瞬間就將骨盤給調整過來了。

直到這時，他才知自己的手會發出氣能量。之後每當患者表示哪個部位疼痛時，他都會用氣加以治療，而疼痛也立刻就消失了。

前來療術院的患者很多，但只要經他用手罩住患部，疾病多半都能痊癒。

因確信自己的手能發出氣能量而更具自信的忍田先生，自此開始利用氣來為患者進行治療。

位於茨城縣猿島町的治療療術院

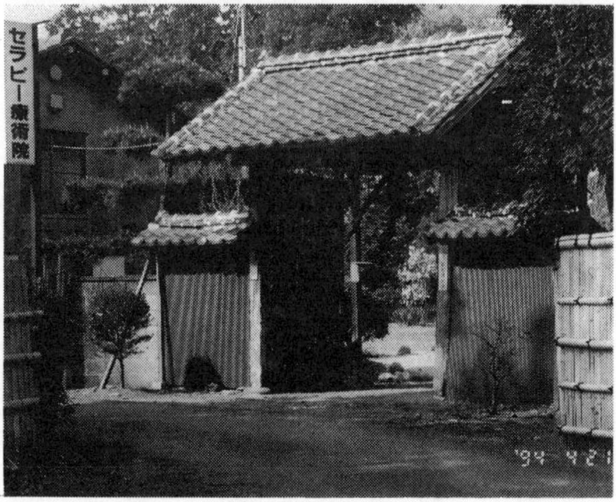

忍田先生的氣治療超能力，並非經由訓練產生，而是某一天突然得到的。

據忍田先生表示，他之所以能利用手為患者進行氣治療，可能是拜一年前參加氣功講習會之賜。這個講習會是由來自中國大陸的氣功師負責指導氣功，為期三天。

講習結束後，忍田先生仍持續每天練習。當然，一般練習中國氣功的人，要想具有像忍田先生那樣高水準的氣治療能力，幾乎是不可能的。事實上，即使是教他氣功的那位中國氣功師，本身也不具有這種能力。

由此看來，忍田先生的氣治療能力，應該不是經由氣功練習而得到的。用比較不科學的說法，就是上天為了獎勵忍田先生以往那種清心寡慾的生活方式而特別賜給他的。換言之，氣功練習只不過是一個引子，與氣治療超能力的發現應該沒有直接關係。

這和第二章所介紹的中川雅仁先生的情形非常類似。中川先生原本是利用高元氣為許多患者治療疾病，但因為他的博愛心腸，有一天他突發現自己具有由手發出氣能量為人治病的氣治療能力。

忍田先生和中川先生的共通之處，就是兩人都捨棄了我慾，抱持著為他人犧牲奉獻的精神。由此可知，只要生活方式正確，任何人都可能發現自己具有氣治療超能力。

●無慾之人——忍田光

我們已經知道忍田先生是在六十七歲時開設療術院，致力於為人治療疾病，但是在這之前，他的職業是什麼、本身又過著什麼樣的生活方式呢？

先生在唸高等小學時中途輟學，進入東京某商店擔任店員。之後又從事過縣府職員、農夫、旅行社老闆等行業，但是最後均以失敗收場。

他之所以失敗，原因就在於他這個人太過清心寡慾。忍田先生的父親也很清心寡慾，但是兒子的徹底無慾，卻連他也忍不住大吃一驚。

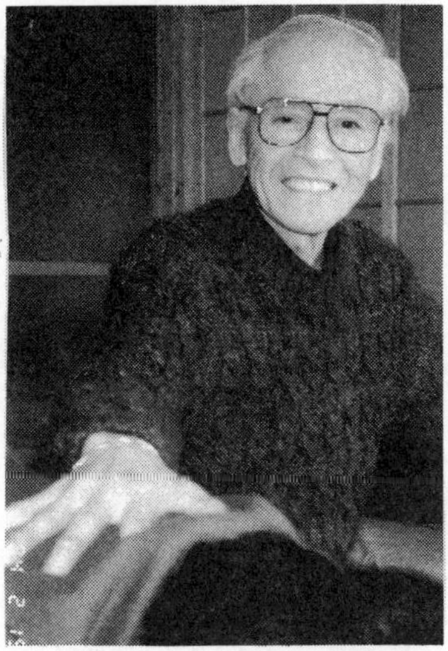

無慾之人——忍田光先生

先生最大的興趣，就是「讓別人高興」。抱持這種人生態度的人，根本就不適合生存在這個社會上，難怪他會屢遭挫折。

儘管無慾，他的想法卻非常積極，不論遭遇任何逆境，都不會認為自己不幸。

他最常說的一句話就是：「怎麼可以認為自己不幸呢？這世上還有很多比自己更不幸的

人在，我能健康地活著、每天有三餐可吃，已經算是非常幸運的了。」

此外，他從來不怨恨他人。曾經被人騙走一大筆錢的他，對於這些人不但不怨恨，反而還抱持同情。

總而言之，忍田先生是一位無慾、充滿愛、具有極高人性、思想如神一般聖潔的人。

有一次，忍田先生到神社去參拜。當時和他在一起的人問他：「剛才看你拜得那麼虔誠，你到底求了些什麼啊？」先生回答道：「我希望諸神能幫助我脫離各種慾望。」由此可知，先生確實一心嚮往無慾的境界。

從這則小故事就可以知道，忍田先生與一般人不同，擁有如聖人般的思想。

為了獎勵他清心寡慾的人生態度，於是老天賜給他利用氣能量照射為人治病的氣治療超能力。

●基於感謝之念進行遠隔療法

注意到只要將由自己手中發出的能量，放射在患者疼痛的部位就能去除疼痛的忍田先生，開始對來到院中的患者實行「氣放射療法」。稍後他又發現，自己所放射的氣能量很多，則氣的力量愈發增強。

此外，藉著氣放射療法，即使患者遠在他處，也可以以遠隔方式進行氣治療。

這個能力是他在和朋友通電話時無意中發現的。在電話另一端的朋友告訴他：「奇怪，和你說話時怎麼老是覺得手麻麻的，這是不是就是氣能量啊？」

當時他也不敢確定，於是立刻打電話給住在八王子的次女，問她家裡有沒有人身體不舒服的。結果次女表示兒子明天就要參加中學入學考試，但是今天卻突然發起燒來，真叫她急得不知該如何是好。掛掉電話後，他在半信半疑的情況下送出氣。

翌日，女兒打電話過來：「真是太不可思議了！昨天掛掉電話以後，大寶的燒就退了，今天總算可以順利參加考試了。」

確定自己可以進行遠隔療法以後，凡是住在遠地不方便來到療術院的患者，忍田先生會以電話或傳真等方式為他們進行遠隔療法。

對於來院治療的患者，先生會酌收費用；至於透過電話或傳真進行的遠隔療法，目前則是免費的。透過電話或傳真進行的遠隔療法的效果，並不比直接來院接受治療差，主要是因為患者抱持感謝之心。

知道先生在傳真或電話後，會立刻免費為自己進行氣治療的患者，內心無不充滿喜悅和感謝之念。同樣地，先生知道自己可以藉由電話或傳真幫助他人，就算沒有錢收入，也一樣覺得很高興。

●由「光」字產生氣能量

下面再為各位介紹忍田先生製作「力量卡」送給有意索取之人的事實。

有一天，忍田先生在寫「氣」這個字時，突然覺得文字也發出能量，於是他在卡片上寫「氣」這個字，同時署名「光」送給患者。

不久後有位患者來電表示，他用先生所送的卡片治好了香港腳。詳細詢問之後才知道，原來這位患者將卡片放在裝有水的杯子下方，然後用脫脂綿沾取杯中的水塗抹患部，結果香港腳居然痊癒了。據患者表示，他所感受到由先生名諱中「光」這個字所發出的能量，比「氣」這個字所發出的能量更強。

為了加以確認，先生特別請其他人也做類似的嘗試，結果證明卡片確實能夠產生能量。既然「光」字所發出的能量遠比「氣」字更強，忍田先生乾脆製作了很多寫有「光」字的卡片，以相當於工本費的價格送給前來索取的人。

這個卡也算是宇宙能量商品之一。由於它能放射出與忍田先生所發出的氣能量相同的能量，因此擁有了它，便等於隨時都能接受先生的氣能量。

有關「光」字卡片的效果，將在稍後再為各位詳加介紹。

●C型肝炎、乳癌、過敏性疾病等全都獲得改善

忍田先生所發出的氣能量，與先前介紹的各位人士一樣，都是屬於水準極高的氣能量，因而對於癌症、肝炎、糖尿病及視力減退等，均能發揮積極的改善作用。

除了治癒疾病以外，還具有使運勢好轉的效果，例如金榜題名或在比賽中獲勝等。

截至目前為止，到治療療術院接受治療的患者，已經超過一萬人，透過電話或傳真進行遠隔療法的患者，也有將近一萬人。藉由先生的氣能量，這些患者感受到了莫大的恩惠。

下面要為各位介紹的，是直接療法的具體效果。

◇慢性C型肝炎及高血壓痊癒

患者為某名音樂家之父，現年六十八歲，十年來一直為慢性C型肝炎及高血壓所苦。雖然持續服藥，但病情卻不斷惡化，並出現呼吸困難、失眠、體重減輕、食慾不振、脫力感、無法站立等末期肝臟疾病症狀。肝臟血液檢查的結果顯示，GOT一二一，為正常值的四倍，GPT二〇四，為正常值的一〇倍。

醫生建議他住院接受干擾素治療，但他正好透過朋友介紹認識了忍田先生，於是決定到

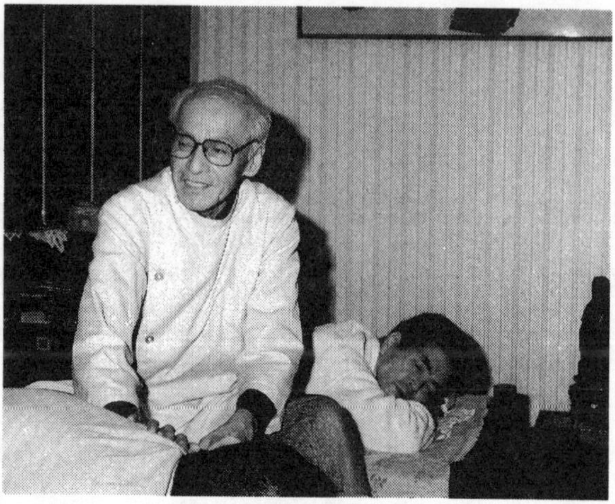

正在進行氣治療的忍田先生

先生的療術院接受治療。

最初一週三次直接接受先生的力量放射療法，其次改為一週二次，到了第三週則改為一次。這時效果逐漸顯現，食慾恢復、脫力感消失、失眠也告痊癒了。

接受過七次治療後，他再度到醫院做血液檢查，結果GOT降為三十八、GPT降為四十九，已經相當接近於正常值，高血壓到完全痊癒。持續接受氣治療，GOT降為十三、GPT降為五，已經完全在正常值的範圍內，長年的肝臟疾病也完全治癒。當醫生看到血液檢查結果及疾病恢復的情形時，都感到非常驚訝。

◇精神病和揮鞭式損傷症治癒！

患者是住在栃木縣的三十五歲男性，經醫師診斷為自律神經失調症、憂鬱症等嚴重的精神病，曾多次住院治療。症狀方面包括心情鬱悶、不安、無法熟睡、食慾不振、身體容易倦怠等。

後來他經人介紹知道了忍田先生，於是立刻前往療術院接受直接氣照射。先生一邊進行氣照射一邊對他說：「感覺輕鬆些了吧？放心好了，一定會好轉的。」

真的會好轉嗎？他本人倒是沒有太大的信心。不料就在回家的電車上，效果立刻出現了。身體變得很輕盈、溫暖，心情也很輕鬆。

持續接受過幾次氣照射後，病情果真逐漸痊癒，又能集中心力於工作上了。

就在精神病大致痊癒之際，他又遭遇了一次汽車追撞事故，因揮鞭式損傷症而致左半身不遂，並出現頸腰扭傷、視覺障礙、視力減退、重聽、左顏面神經麻痺、左臂・左腳發麻等自覺症狀。在醫院治療了二週，但是症狀並未好轉。

後來想起忍田先生，於是又來到療術院。在他說明症狀後，先生一邊說：「馬上就會好了」，一邊進行充滿力量的照射療法。「試試看，現在是不是輕鬆多了？」完成照射後，先生要他動動脖子和腰部，結果發現疼痛完全消失，同時因左半身麻痺所引起的各種症狀也不翼而飛。

◇股骨骨頭壞死的難病完全治癒了！

這位四十歲的女性患者，是因服用治療膠原病的藥物產生副作用而導致股骨骨頭壞死。

在遍訪日本名醫均告無效之後，她甚至不惜舟車勞頓，坐著輪椅跑到中國大陸接受中醫治療。

經過幾位中國氣功師進行照射後，病情依然未見好轉。

這次她所參加的，是一支拜訪中國氣功師的旅行團，忍田先生也是團員之一。知道她情形後，忍田先生立即為他進行氣照射，結果腳的疼痛很快就趨於緩和。

她想忍田先生或許可以治好自己的病，於是回國後立刻來到先生的療術院，次數為一週二～三次逐漸減為一週一次、十天一次、一個月一次，半年後就完全復原了。

以上是忍田先生直接進行氣治療的症例。至於其他利用直接氣治療而恢復的疾病，還包括乳癌、前列腺癌、腦腫瘤、子宮肌瘤、過敏性疾病等。

不過，如果你認為只要接受忍田先生的氣治療，任何疾病都可以治癒，那可就錯了。事實上，先生只是把氣能量注入患者體內，並不是由他直接治療患者的疾病。因為他所做的只是幫忙增強患者的自然治癒力，所以治好疾病的，其實是患者本身。

倘若患者不想治好疾病，或是對先生的氣治療缺乏信心，則必無法產生效果。

前面說過，疾病是告知個人生活方式不正確的警訊。所謂不正確的生活方式，包括與環境不調和、飲食不正常或對精神層面不具正面效果的生活方式等。

因此，如果想要早點治好疾病，就必須及早察覺自己的生活方式有錯，並且對告知此一事實的各種疾病抱持感謝之心，積極改正自己的生活方式。有了這樣的心再來接受忍田先生的氣能量，即使是難病，也會有相當高的復原率。

●遠隔療法的各種效果

很多人都認為直接療法的效果應該比遠隔療法更大才對。但事實上，遠隔療法的效果並不亞於直接療法。有關透過電話、傳真進行遠隔療法的效果，請看以下的報告。

◇C型肝炎消失！

患者為住在沖繩的二〇歲女性，因體調不良而赴奈良某醫院進行血液檢查，結果醫生表示：「檢查結果顯示妳罹患了C型肝炎。我給妳一封轉診證明，妳到另外一家醫院接受住院治療，時間大約是二個月左右。至於治療方法，目前主要是使用干擾素，治癒率約為五〇％。」

她和原本打算近期內結婚的男友聽到這個消息以後，都感到大吃一驚。正當兩人感到徬徨之際，男友的父親突然想起忍田先生，於是打了一通電話過去，除了詳細說明病情以外，並請他進行遠隔療法。

接受遠隔療法十天後，男友的父親帶她到大阪一位朋友開的醫院去，再次進行血液檢查，結果發現C型肝炎已經消失了。

也就是說，她只接受過一次遠隔療法，C型肝炎就痊癒了。

◇幾乎沒有副作用

下面也是一則C型肝炎的例子。患者是一位住在山形縣天童市，實際接受干擾素治療的五十歲男性。

干擾素療法的特徵，就是會引起強烈的副作用。在投與干擾素的這一天，患者的妹妹瞞著哥哥，偷偷打電話給忍田先生，請求他進行遠隔療法。結果，在幾乎沒有出現任何副作用的情況下，C型肝炎就消失了。

除了C型肝炎以外，也有使抗癌劑投與及放射線治療的副作用消失的例子。前面說過，抗癌劑投與及放射線療法在殺死癌細胞的同時，也會殺死正常細胞，因此最好不要接受這些治療。但如果非接受不可，只要同時接受忍田先生的遠隔治療，一樣可以使副作用消失。

在接受外科手術時施行遠隔療法，會出現「對手術的恐懼感消失」「手術時間縮短」「麻醉消退後的疼痛減輕」「出血極少」「復原迅速、比預定時間更早出院」等效果。

◇拒絕上學的現象獲得改善

拒絕上學的原因主要是出自心理因素。以下就為各位介紹一則利用忍田先生的遠隔療法改善拒絕上學情形的例子。

忍田先生的一位患者，每次接受氣治療時，都會帶著二個唸小學的孩子同來。不過，接受氣照射的人只有母親而已。

經過二、三次後，這位患者再來接受治療時，卻不見二個孩子跟來了。詢問之下才知道，原來二個孩子是因為不肯上學，迫不得已才讓他們跟來的。但是最近不知道怎麼回事，他們突然不再拒絕上學了。

原來，這二個孩子到療術院來時，無意間和母親一起接受到忍田先生的氣能量，結果拒絕上學的情形便消失了。

知道這件事後，忍田先生決定進行一項遠隔實驗，看看能否利用遠隔療法治療拒絕上學的學生。他跑去見栃木縣某中學的校長，詢問對方：「貴校是否有拒絕上學的學生，我想進行一項遠隔實驗……」

校長回答：「實不相瞞，敝校有一個很讓人頭痛的學生。自從升上三年級以後，她一天都沒有來過。如果可以的話，就請你幫幫她吧！」

知道那名學生的名字以後，忍田先生開始進行遠隔實驗。而知道這項實驗的，只有忍田先生和校長而已。

幾天後，校長來電話表示：「真是太不可思議了！那個學生竟然來上學了。忍田先生，你這遠隔療法的威力，實在太驚人了。」據說，這名學生後來每天都乖乖地到學校上課。

◇在運動比賽中獲得好成績、通過大學聯考

忍田先生的遠隔力量，不僅對治療疾病有效，如果在運動比賽當天，對特定的隊伍送出力量，那麼這支隊伍就能取得好成績。

茨城縣某高中的手球教練，就曾在比賽當天打電話給忍田先生，請他為自己的球隊送出遠隔力量。結果，過去從未打進決賽的該校手球隊，這次居然大獲全勝。

教練對忍田先生的遠隔力量感到非常驚訝。後來他又請先生為山形縣、山梨縣某高中的手球隊傳送遠隔力量，結果這二支隊伍均在該縣的縣級手球比賽中獲得優勝。

另外，藉著忍田先生的遠隔力量順利考取大學的例子也很多。忍田先生認爲，這是因爲遠隔力量可以使情緒穩定，情緒一穩定就能充分發揮實力，結果考試成績自然十分理想。

由此可知，忍田先生的遠隔力量，對於運動或考試也非常有效。

●力量卡中所蘊藏的宇宙能量

前面說過，忍田先生製作了和自己一樣能產生能量的力量。力量卡的大小如名片一般，由先生在卡上寫下忍田光的「光」字，然後加上塑膠封套以免被水打濕。

由於力量卡能夠送出先生的氣能量，因此具有各種效果。這就是所謂的宇宙能量產品。既是宇宙能量產品，力量卡當然具有包括治癒疾病在內的各種作用。

那麼，力量卡究竟具有那些效果呢？在此為各位介紹如下。附帶一提，以下所敍述的效果，就是所謂的宇宙能量效果。

◇治癒疾病效果

力量卡能發出與忍田先生相同的能量，當然具有治癒疾病的效果。

X女士回家時，赫然發現高齡老父昏倒在地，於是趕緊將他送進醫院。因為患者有心不全和腎不全等症狀，所以必須戴上氧氣罩。

就在這時，她突然想起忍田先生的力量卡，於是將其取出貼在父親胸前。結果病情逐漸復原，第二天已經不必使用氧氣罩，幾天後就很有元氣地出院了。

由此可知，力量卡對疾病具有良好的復原效果。

另外，隨身攜帶，貼在額頭或擱在枕頭下睡覺，可以發揮使疾病迅速復原，消除副作用等效果。

◇水的活性化

將力量卡置於水中，可以使水變成活性化的宇宙能量水。一般來說，水的還原電位愈低，對身體愈好。筆者根據親身的體驗，證實力量卡可以使水的還原電壓降低。

活性水中充滿宇宙能量，可以消除自來水的氯臭味，變成美味的健康飲料水。此外，還具有美容及治療香港腳等皮膚病的效果。

也有報告指出，利用活性水來清洗眼睛，可以恢復視力。

另外還有讓寵物喝活性水，因而治好了疾病的報告。

◇促進成長效果

將力量卡放入飼養金魚的水族箱內，可以使金魚更加充滿元氣。

此外，金魚的食慾會大大提升，成長速度加快，而水族箱內的水也不容易變髒、不必經常換水。

如果用放入力量卡的活性水來栽培植物，可使植物迅速成長、茁壯。

◇鮮度維持效果

使用活性水來插鮮花時，可以延緩花朵枯萎的速度。如將食物放在力量卡上，則食物不易腐敗，即使天氣燠熱也不會變質。另外，利用活性水來煮飯時，可以使米飯變得更加美味。

◇洗淨效果

洗衣服時在洗衣機內放入力量卡，可以使洗淨力增強而洗劑用量只需原來的一半。將力量卡放入浴缸時，可以使水變得滑順，更容易消除疲勞、去除污垢。再者，用過的活性水排掉之後，可以使下水道或河川的水變得乾淨，對環境淨化有很大的幫助。

◇除臭效果

將力量卡放在冰箱裡面，可以發揮去除難聞氣味的除臭效果。與此同時，還可以延長食物的保存期限、增進其美味。

◇提升能力效果

根據許多報告指出，只要在參加考試或運動比賽時隨時攜帶力量卡，就可以得到好成績。

◇汽車效果

將卡放在汽車引擎上時，可以提升燃料消費率，原本每公升汽油只能走六公里或五・二公里的車子，可以提高為八或八・二公里。

除了燃料消費提升之外，馬力也會增強、排出的廢氣減少，車子開起來更為得心應手。

此外，攜帶力量卡時較不容易發生交通事故；即使遭遇交通事故，也不會受到嚴重傷害。

◇恢復電池的電力

宇宙能量具有使已經用完的電池恢復電力的能力。而根據一位住在長野縣的男士來信指出，他曾經利用忍田先生的力量卡，使原本已經停止走動的掛鐘又恢復運作。

「不久前曾在松本市接受過先生的氣治療，僅在此表示感謝。那天在接受過氣治療之後，順便買了幾張力量卡帶回家，其中一張順手掛在牆上。二天後我突然注意到，掛在力量卡對面牆上，因電池用完已經停止走動的時鐘，居然又開始走了，而且到現在都還走得很好。經過這件事後，我更加感受到先生力量的強大。」

根據推測，應該是力量卡的能量，使已經用完的電池恢復電力，而原本停止的時鐘也因而再次走動。

不只是忍田先生的力量卡，其他宇宙能量商品也可以使用光的電池恢復電力；因此，這個現象其實沒有什麼好奇怪的。基本上，當宇宙能量大量聚集時，就會形成電。而由時鐘距離力量卡很遠但仍可產生充電現象，即可知道忍田先生的力量卡所發射出來的能量相當強。

由以上敍述可知，忍田先生的力量卡能放射出極強的氣能量，此一能量的效果，與筆者所說宇宙能量的效果是一致的。

不論是忍田先生在卡上寫下自己名字中的「光」字，或是按上手印，都可以由卡中放射出強大的宇宙能量。

有關宇宙能量及其效果，請參照拙著『宇宙能量的超革命』及『解救地球二十一世紀超技術』等書。

●感謝的心產生超能力

忍田先生的氣治療和先前介紹的各位先生一樣，光是藉著由其本身發出的氣能量照射，就可以使現代醫學束手無策的難病和慢性病減輕或痊癒。

和第二章所介紹的中川雅仁先生一樣，忍田先生即使連續為好幾個人進行治療，也不會感到疲倦。那是因為，忍田和中川兩位先生都是高水準能量之轉播站的緣故。

因此，忍田先生利用氣能量進行的療法，也就是水準較高的宇宙能量療法。

有關疾病的原因，忍田先生的答案是：「骨盤發生偏差」「食物中的有害食品添加物」「電磁波公害」「水準較低的高次元意識體」等。

但是對忍田先生而言，疾病的原因是什麼並不重要，因為只要經他放射能量，大部分的疾病都可以痊癒。患者不再為疾病所苦，這才是他最關心、最感到高興的事。

據忍田先生表示，經他照射能量的患者，不僅疾病痊癒，連性格也變好了。

接受氣能量照射後，疾病痊癒、性格也變得穩定的例子，其它幾位先生也曾碰到過。由此可見，水準較高的宇宙能量，不僅能治癒疾病，同時也有助於穩定性格、提升人性。

忍田先生的例子告訴我們，人必須有正確的生活方式。所謂正確的生活方式，就是「捨棄我慾、對一切事物抱持感謝、關愛他人」。不過，要過著這樣的生活方式可說十分困難。

而忍田先生卻在日常生活中加以實踐，因此，他可以說已經到達領悟，也就是真言密教所說即身成佛的狀態。

一旦到達即身成佛的狀態，自然會產生各種超能力，這點在第四章已經說明過。不曾修行過三密的忍田先生，如何能到達即身成佛的狀態，並且突然具有氣治療能力呢？我想，過著正確的生活方式，應該就是他發現超能力的真相吧？

綜合以上敍述可知，所謂正確的生活方式，就是：「捨棄我慾、對一切事物抱持感謝、關愛他人。」只要過著這種生活方式，任何人都可以像忍田先生一樣成為超能力者。

第七章

現代醫學為缺陷醫學

●現代醫學有何缺陷？

先前已經為各位介紹過利用與現代醫學治療法不同的方法，例如，飲食療法、氣功療法、漢方療法、法力、宇宙能量療法等民間療法，向現代醫學無法治好的難病和慢性病挑戰的六位先生。

現代醫學無法治癒的難病和慢性病，包括白血病、肝癌、肺癌、胃癌、胰臟癌、大腸癌、子宮癌、乳癌等各種癌症，以及高血壓、心肌梗塞、風濕、糖尿病、B型肝炎、C型肝炎、腦梗塞、氣喘、過敏性疾病、癲癇、自律神經失調症、躁鬱症、老人痴呆症、重聽、愛滋病……等。

本書所介紹的六位先生，對於先前所列舉的各種現代醫學束手無策的難病和慢性病一事，即可證明現代醫學確實有其缺點存在，並非萬全的。

另一方面，現代醫學非常發達也是不爭的事實。而由現代無法根本治療難病或慢性病一事，即可證明現代醫學確實有其缺點存在，並非萬全的。

現代醫學，也就是西洋醫學，在檢查、診斷、手術、放射線照射等臨床醫療範圍內，是屬於技術高度發達的醫學。而現代科學，尤其是電腦、電子的日新月異，更加速了醫學的進步。此外，使用化學藥劑的治療法，也隨著藥學的急速發展而廣被採用。拜各種醫療技術急速發達之賜，疾病治癒率確實提高了。但儘管知此，仍然有許多難病和慢性病是現代醫學所無法根治的。

這意味著，醫療技術雖然高度發達，但最重要的醫學根幹部分卻落後了。所謂根幹部分，包括對生命是什麼、疾病是什麼、疾病的原因和構造、如何治癒疾病、血液如何製造出來等問題，進行基本研究的生物學和基礎醫學在內。

現代醫學就好像蓋在不艮土地上的高級住宅一樣。所謂不艮土地，是指地基不夠堅固，濕氣大或會發出有毒氣體的地區。

蓋在不艮土地上的房子，不管再怎麼高級，如果地基不穩，則房子一定會傾斜；如果濕氣太大，則房子內部很容易長霉；如果會發出有毒氣體，則房子會遭到腐蝕、住在裡面的人健康也會受到威脅。在這種情況下，住起來又怎麼會舒服呢？

現代醫學也是類似的情形。因為基礎（土地）並不穩固，所以縱使檢查技術、診斷技術等臨床技術（房子）高度發達也無濟於事。

現代醫學所面臨的困境是：居住在這棟房子裡的人，也就是學習現代醫學的醫師們，並未察覺到自己所住的房子是蓋在不艮的土地上。因為沒有察覺，自然也就不會想到要加以改善。

那麽，現代醫學究竟有哪些缺陷呢？

凡是看過本書的人，想必都已經知道答案了。簡單地說，現代醫學的缺陷大致有以下四項：

①在基礎醫學、生物學上出現重大錯誤

②不瞭解人類的真正構造

③不瞭解疾病的真正原因

④對疾病的想法錯誤

以下就為各位詳細說明。

●現代醫學的缺陷　其一

「在基礎醫學、生物學上出現重大錯誤」

醫學的基礎，在於生物學、發生學、細胞學、解剖學、遺傳學等人體構造、功能研究有關的基礎醫學和生物學。

現代醫學就是以這些知識為基礎建立起來的，因此，基礎醫學、生物學的作用非常大。如果生理學、細胞學等基礎醫學和生物學發生錯誤，以此作為根據而成立的病理學自然也是錯的。一旦病理學有錯，以病理學為根據進行醫療的現代醫學，自然也是錯的。

不可否認地，現代醫學對人類有許多貢獻，只是它現在已經陷入泥沼而無法自拔。為免各位誤解，在此我要再次強調的是，以出現重大錯誤的基礎醫學、生物學為基礎而成立、發達的現代醫學，就有如空中樓閣一般。

所謂基礎醫學、生物學上的重大錯誤，具體地說，就是森下敬一博士所指出在血液生理學、細胞學上的錯誤。

由森下敬一博士明白指出，現代醫學在血液生理學及細胞學上的重大錯誤有以下二點：

①認為血液是由骨髓製造出來的

認為紅血球是由骨髓製造出來的想法是一大錯誤。事實上，血液是由腸（消化器官）製造出來的。至於顆粒白血球由骨髓製造、淋巴球由淋巴組織製造出來的說法，當然不正確。事實上，顆粒白血球和淋巴球都是由紅血球製造出來。

森下博士對血液生理構造有以下的說明：

- 血液是在腸（消化器官）由食物所製造出來的。
- 食物經由以下的形態變化而形成血液或體細胞。
  食物→無核原蟲類→腸絨毛上皮細胞→紅血球母細胞→紅血球→白血球→體細胞
- 生命細胞是由食物和無生物所誕生。

●白血球和體細胞都是由紅血球製造出來的。

簡言之，森下博士的發現就是，人體會不斷進行以下的變化。

食物↓血液↓體細胞

一般人常說的「食物會變成血、變成肉」，其實是正確的說法。

基本上，飲食是導致疾病的原因之一。根據森下博士的說法，慢性病主要原因，在於因攝取動物性蛋白質和精白食品（白米、白砂糖等）而引起腸內腐敗。

②認為生命（細胞）只能由生命（細胞）產生

現代生物學認為生命（細胞）只能由生命（細胞）產生的想法，是一大錯誤。

大家已經知道食物在體內會形成紅血球，但事實上無生物也可能產生生命細胞。也就是說，在日常生活中，並不是只有生命（細胞）才會產生生命（細胞），在體內無生物也會產生生命。此一「生命自然發生說」，是足以動搖生物學根本的重大發現。

另外，有關細胞是生命最小單位的說法並不正確。細胞即使遭到破壞，生命仍然存在；由此可知，構成細胞的顆粒，才是生命的最小單位。

至於細胞只會經由細胞分裂而增加，也是錯誤的想法。通常，細胞是經由分化、融合、發芽而增殖的，細胞分裂只有在細胞發生時才會進行。

生命的自然發生，與疾病之間有密切關連。目前，由細菌或病毒所引起的疾病，全都被視為是經由感染而引起的疾病，但如果體內的自然發生經常出現，也可能因為自然發生而發病。

事實上，森下博士認為，細菌和病毒會在體內自然發生，因此人當然會因其自然發生而發病。

此外，第三章也提到，宮崎雅敬先生利用高次元〇環測試，瞭解到在患者體內病毒或細菌自然發生。

這意味著，目前還沒有治療方法，正在世界各地迅速蔓延的愛滋病，除了經由愛滋病患及帶菌者的感染之外，任何人都可能因為自然發生而發病。

因為病原菌會在體內自然發生，所以有關傳染病的研究和治療法，必須能根本上加以改革。

現代醫學和生物學的教科書上，說血液是由骨髓製造出來的，說生命的最小單位是細胞、說細胞只能產生細胞，亦即不認為無生物能產生生命。但是在距今三十年前，森下敬一博士經過徹底地研究血液生理學之後，就已經指出這是一個錯誤的觀念，並且提出有力的證據作為佐證。

可惜的是，三十多年前的日本醫學界，並沒有承認森下血液生理論。而在現代醫學已經陷入瓶頸的此刻，我認為應該對森下博士的理論重新給予評價才對。

辛苦了三十幾年，總算到了森下博士揚眉吐氣的時候了。

●現代醫學的缺陷　其二

「不瞭解人類的真正構造」

現代醫學的第二個缺陷，就是「醫生不瞭解人類的真正構造」。事實上，人類並不只有肉體存在，除了肉體以外，還有高次元意識體（靈魂）的生命體存在。

人類＝肉體＋高次元意識體

不過，與其說這是現代醫學的缺陷，還不如說是整個現代醫學的缺陷。現代醫學僅以物質科學和物質面作為研究對象，因此是缺陷科學，而現代醫學只承認肉體存在，當然是缺陷醫學。

人類為肉體，高次元意識體並存的構造。但由於高次元意識的構成粒子太過微小，無法用現代科學的測定機器加以檢測，因此現代科學根本不承認其存在。前面說過，部分科學家經由「臨死體驗」「兒童的前世記憶」「倒退催眠」等研究，知道人類除了肉體以外還有意識存在，並且以科學方式證明了死後會有轉世現象出現。

根據神智學的說法，高次元意識體因構成粒子的大小不同，又分為乙太體、亞斯特拉爾體、心靈體、克札爾體等四重構造。

醫學必須承認人類為雙重構造的理由先前已經說明過好幾次，主要是因為疾病的原因出自高次元或高次元意識體的情形非常多。

●現代醫學的缺陷　其三

「不瞭解疾病的真正原因」

現代醫學的第三個缺陷，就是「不瞭解疾病的真正原因」。

現代醫學不知道疾病的真正原因，當然無法針對原因加以治療，因此，只能算是針對疾病部分進行治療的對症療法醫學而已。

那麼，疾病的真正原因到底是什麼呢?難病和慢性病的產生，可能是因為肉體、高次元及高次元意識體、個人的感情或我慾等原因所引起。

森下敬一博士認為「不好的飲食」、中川雅仁先生認為「邪氣」等，都是可能的原因之一。

對於疾病的真正原因，宮崎雅敬先生利用高次元O環測試來進行瞭解。

藉由高次元O環測試，宮崎先生瞭解到引起疾病的間接原因有以下四項：

A、不好的感情波動和強烈自我（我慾）所引起的波動……指來自患者本身的憤怒、怨恨、嫉妒、感嘆、壓力等所引起的不艮感情波動和自我（我慾）所引起的波動。

B、水準較低的高次元意識體和環境的不艮波動……水準較低的高次元意識體或不艮土地的波動、電磁波等環境的不艮波動，都是造成疾病的原因。

C、不好的飲食……例如動物性蛋白質攝取過多，精白食品、農藥或食品添加物含量較多的食品等的攝取、過食等。

D、過度疲勞……因工作過度而致疲勞蓄積的狀態。

透過高次元O環測試，除了知道以上四項為疾病的間接原因外，還知道疾病的直接原因，大多是以間接原因作為導火線，病原性病毒在體內自然發生所致。現代醫學並不知道病原性病毒會在體內自然發生，因此，當然無法治好疾病或難病。

總之，引起疾病的真正原因很多，而且都是現代醫學無法瞭解的原因。

●現代醫學的缺陷　其四

「對疾病的想法錯誤」

包括森下博士在內，本書所介紹的各位先生，都一致指出現代醫學的另一缺陷，就是

「對疾病的想法錯誤」。

現代醫學將疾病視為「敵人」或「惡」。既是敵人和惡，當然要採取具有攻擊性的治療法。例如，利用手術切除不好的部分，使用抗癌劑殺死癌細胞、使用抗生物質殺死病原菌、利用放射線殺死癌細胞等。

也就是說，因為將疾病視為敵人或惡的錯誤想法而引導出錯誤的治療方法。

前面說過，引起疾病的間接原因，包括「不好的感情波動和強烈自我所引起的波動」、「水準較低的高次元意識體和環境的不良波動」、「不好的飲食」、「過度疲勞」等四項。

由此可知，人類必須「保持良好的精神狀態、捨棄自我（我慾）、提高人性、居住在好的環境、過著正確的飲食生活、避免過度勞動身體」，才不會罹患疾病。

換言之，疾病是因為人類沒有過著原有的正確生活方式，以致身體產生偏頗，為了矯正偏頗而發動自然治癒反應，告訴我們目前的生活方式不對的一種警訊。

根據這個理論，疾病應該是「同志」、是「善」才對。既然疾病是同志，是善，當然不應該採取具攻擊性的治療法。

一旦察覺疾病的原因在於不正確的生活方式，就必須設法加以改正，這才是治療疾病的最佳方法。

以癌症患者為例，他們往往認為是因為自己運氣不好才會罹患癌症；如果父母也死於癌症，則認為自己會罹患癌症是因為家族遺傳的緣故。的確，遺傳是引發癌症的重要原因之一，但是卻從來沒有人想到過，自己之所以會罹患癌症，可能是因為生活方式不正確所造成的。

在這種情況下，當然無法治好疾病。即使施行手術，也無法去除根本原因，不久後，疾病必然再度復發。

疾病不能光依賴他人（醫生或治療師）來進行治療，必須自己找出真正原因並加以去除，這樣疾病才能真正復原。由於每個人都具有自然治癒力，因此只要去除原因，治癒難病和慢性病的可能性非常高。

真正治療疾病的是患者本人，醫師或治療師只是察覺到患者改正過著不正確的生活方式，於是要患者改正生活方式，並且採取醫療行為以幫助患者發揮自然治癒力罷了。

總之，基於「疾病是同志、是善」的想法而採取的醫療才是正確的。

●難病、慢性病的正確治療法

那麼，現代醫學束手無策的難病和慢性病，究竟應該如何處理呢？下面就根據原因分別來加以說明。

◇原因為不好的飲食時

攝取肉食（動物性蛋白質食品）和精白食品（白米、白砂糖等），是導致慢性病的原因之一。一般的人飲食多以動物性蛋白質食品和精白食品為主，因此，即使是健康狀況良好的人，也具有罹患慢性病的潛在因子。

如果原因在於飲食，那麽首要之務當然是改正飲食內容。森下敬一博士建議的正確飲食內容大致如下：

- ●主食為糙米雜糧飯，充分咀嚼後再吃。另外，主食應占整體的一半以上。
- ●副食以蔬菜為主，另外再加上海藻類、小魚貝類。
- ●以一天二餐為原則，每餐只吃七～八分飽。
- ●使用天然調味料，水則要喝活性水。
- ●併用健康茶、健康強化食品。

藉著上述飲食方式治癒癌症、糖尿病、過敏性疾病等慢性病的例子很多，由此即可證明森下理論是正確的。

◇原因為水準較低的高次元意識體和環境的不良波動時

前面說過，水準較低的高次元意識體也可能引起疾病，只是現代醫學無法治療。因為無法治療，故將其視為難病。這時的解決方法，就是使用水準較高的宇宙能量。水準較高的宇宙能量，包括中川先生的真氣，宮崎先生的想念波動、漢方、各種宇宙能量商品、氣發生裝置，和田先生的想念波動，松本先生的「氣」生命能量，忍田先生的氣能量等。

此外，森下博士的飲食療法也是解決方法之一。那是因為，森下博士所提倡的自然醫食，就是充滿宇宙能量的飲食內容。

更精確地說，本書所介紹六位先生所採用的方法，都能夠解決因水準較低的高次元意識體而引起疾病的問題。

利用這些宇宙能量，也可以去除土地的不良波動及由電磁波公害等所引起的不良波動。

◇原因為過度疲勞時

如果原因是出在過度疲勞、亦即疲勞蓄積，則必須避免過度勞動。

想要去除過度疲勞的現象時，使用水準較高的強力宇宙能量極為有效。

◇原因為不好的感情波動和強烈自我所引起的波動時

倘若原因在於患者本身所發出不好的感情（例如憤怒、怨恨、嫉妒、感嘆、壓力等），以及強烈的自我（慾望）所引起的不良波動，則首先必須捨棄我慾、改善性格才行。另外，水準較高的宇宙能量可能使性格穩定、去除我慾，因此使用水準較高的宇宙能量也是解決方法之一。

根據宮崎先生的高次元〇環測試結果顯示，疾病的四個間接原因很少單獨存在，多半都是由於複數原因所引起。在這當中，又以因不良感情波動而引發疾病的情形居多，約占全體的七○%。

換言之，疾病的原因就在患者本身，與患者的人性有關。

罹患難病或慢性病的患者，大多我慾較強，容易出現憤怒、怨恨、嫉妒、感嘆等不良波動，導致壓力積存、情緒焦躁。這也正意味著，人類會因為自己的性格因素，而罹患癌症、胃潰瘍、糖尿病等慢性病。

反過來說，大約七○%的慢性病，只要藉著改善自己的性格、捨棄我慾，就能夠自然痊癒。

癌症患者因為對疾病抱持感謝之心，及改善生活方式而痊癒的例子相當多，這也正是疾病能夠治好的原理。

藉著正確的生活方式及提升人性來治療疾病，是非常有趣的發現。不過，雖然我們知道正確的生活方式和提升人性是治療難病和慢性病的秘訣，但要加以實踐並不容易，一定要有無比的決心和毅力才行。

在第六章中，我為各位介紹了利用愛與感謝之心進行氣治療的忍田光先生。忍田先生打從年輕時就淡泊寡慾，從不怨恨他人或對人發怒，過著精神性極高、如聖人般的生活方式。因為這個緣故，他在六十八歲（一九八九年）時發現了氣治療超能力。

任何人只要過著和忍田先生一樣的生活方式，不僅可以治好難病和慢性病，甚至還可能發現氣治療能力，和忍田先生一樣為他人治病呢！

◇**原因為體內自然發生的病毒時**

宮崎先生經由高次元O環測試瞭解到，風濕、胃炎、胰臟炎、早老型痴呆症、帕金森症、腦梗塞、精神分製症、癲癇、B型肝炎、C型肝炎、各種癌症、愛滋病等，都是由於先前四個間接原因作祟，使體內自然發生各種病毒所引起的。

那麼，要怎麼才能將由體內自然發生的各種病毒所引起的疾病治癒呢？慢性病和難病大多是由各種病毒所引起，因此，只要引起疾病的各種病毒消滅，自然就能克服疾病。

現代醫學完全忽略了疾病是由各種病毒引起的可能性，在無法針對原因進行治療的情況下，便有所謂的難病出現。

要怎麼做才能將各種病毒消滅呢？根據高次元O環測試的結果顯示，只要使用水準較高的宇宙能量商品或宇宙能量裝置，就可以使其消滅。

本書所介紹的六位先生，都是使用水準較高的宇宙能量來治療患者，因此，當然可以治癒因各種病毒而發病的癌症等疾病。

以上所列舉之各種疾病的真正原因，都可以藉由水準較高的宇宙能量加以解決。換句話說，只要擁有水準較高的宇宙能量，即使疾病是由複數原因所引起，令現代醫學束手無策的各種癌症、風濕、糖尿病、特應性疾病等難病和慢性病，仍然可以一一克服。

●現代醫學應該如何改革？

瞭解了現代醫學並非萬全的事實後，接下來要做的，就是以具體的對策展開現代醫學改革。

①學習現代醫學的醫師們，必須對現代醫學（西洋醫學）的缺陷有所認識

很多學習現代醫學的醫師們，都察覺到現代醫學有其根本上的缺陷，但是卻不知道缺陷在何處。在經由本書認識到現代醫學的缺陷後，醫師本身也必須進行意識改革。

②改革基礎醫學、生物學

對於森下敬一博士所提出的「腸（消化器官）造血」說及「生命自然發生」說，有重新加以認識、檢討、接受的必要。此外，對於基礎醫學、生物學的基本理論，應該重新加以評估，在病理學、營養學、細胞學等範疇內納入新的正確知識，從根本改善疾病的治療方法。

③認識宇宙與人類為雙重構造

宇宙除了物質世界以外，還有肉眼看不到的高次元世界（或多次元世界）存在。同樣地，人類也是肉體與肉眼看不到的高次元意識體並存的雙重構造。由於疾病的原因很多都來自高次元世界或高次元意識體，因此，對此一定要有清楚的認識。

現代科學並承認人類具有雙重構造，但身為醫生，至少必須承認這一點。

④逐漸改革現代醫學（西洋醫學）

臨床檢查技術等現代醫學好的部分（隨著科學、醫學的急速發展，各種精密醫療機器不斷開發出來，使我們得以精準地找出疾病發生部位）應該予以保留，同時納入東方醫學，以漸近方式進行改革。

至於改革的方向，則是邁向不必施行手術的醫療，不使用化學合成藥物的醫療，不使用放射線的醫療，提高自然治癒力的醫療，積極利用宇宙能量的醫療，患者本身進行意識改革的醫療，增進健康，避免罹患疾病的預防醫療等。

⑤改革國內醫療制度

現行的醫療制度，是以實施並非萬全的現代醫學為前提。

一旦現代醫學進行改革，自然現行的醫療制度也必須隨之改變。

只要實施上述各項醫療改革，不但可以提高難病和慢性病的治癒率，使病人和疾病減少，同時還可以保護國人的生命，大幅延長平均壽命。

後記

本書所介紹的六位先生，是利用不同於現代科學（西洋科學）治療法的各種民間療法，以極高的比例治癒現代醫學很難治癒的各種癌症、糖尿病、精神病、特應性疾病等難病和慢性病。

一般而言，現代醫學並不認同民間療法，甚至還存有各種偏見。不過，正如本書所說的，現代醫學並非萬全，而是「不知人類為雙重構造、只治療肉體部分的醫學」。

所謂人類為雙重構造，是指人類是由肉體和高次元意識體這種肉眼看不到的生命體所構成的。

人類＝肉體＋高次元意識體

現代醫學之所以沒有察覺到人類為雙重構造，主要是因為現代醫學的根據現代科學不承認此一事實的緣故。

正如以往我在拙著中所主張的，現代科學乃是缺陷科學。

現代科學的缺陷在於「不知宇宙為物質世界與高（多）次元世界重疊的雙重構造，也不知人類為肉體與高次元意識重疊的雙重構造，認為宇宙只有物質世界、人類只有肉體，因此只有物質科學發達而已」。

換句話說，現代醫學之所以會成為缺陷醫學，就是因為作為基礎的現代科學有缺陷的緣故。

現代科學是僅以物質世界為研究對象的缺陷科學，因此，相當依賴現代科學的現代醫學，當然也成為僅以肉體為研究對象的缺陷醫學。

在改正現代醫學的缺陷之前，必須先改正現代科學的缺陷。

現代科學並沒有察覺到高（多）次元世界的存在，也沒有察覺到存在於這個世界的超微粒子宇宙能量的存在。

本書所介紹之六位先生的疾病治療法，全都是能量水準較高的宇宙能量療法；而現代科學既未察覺到宇宙能量的存在，也不承認有宇宙能量，因此，現代醫學當然也不瞭解民間療法的原理。

正如本書所說的，疾病的原因，一部分來自物質（肉體）次元，而有一大半是來自高次元。所以治療疾病時，如果不以高次元醫療為中心，則無法根本治療疾病。學習現代醫學的醫生們，必須儘早體認此一事實，並設法改革現代醫學使其成為正確醫學。

值得慶幸的是，陷入瓶頸當中的現代醫學，目前已經開始進行改革了。但在醫學革命之前，人類必須先進行一項比醫學革命更重要的改革，那就是能量革命、科學革命及意識革命。

目前，世界各地的主要能源為石油、石化燃料及核能等。它們的缺點是會引起全球性的嚴重環境污染問題，因此，應該設法尋找能夠加以取代的新能源。

代替能源必須滿足「乾淨、安全、價格便宜、無窮盡存在」等條件。只是截至目前為止，科學家們尚未發現這種能源。

當然，這並不表示世界上沒有這種能源。能夠滿足前述各種條件的理想能源確實存在，只是研究現代科學的科學家們沒有察覺到而已。這個理想能源，就是所謂的「宇宙能量」。

宇宙能量無窮盡地存在於我們周圍的空間中。除了在我們周圍的物體和空氣之外，宇宙能量也存在於真空的空間中，但由於其粒子的大小是超出現代科學檢知範圍的超微粒子，因此現代科學無法檢知。

前面說過，宇宙能量除了能治癒難病和慢性病之外，若能巧妙將其取出則可能成為電、成為熱。換言之，從空間中即可取得電或熱。事實上，在日本已經完成了從空間取得熱和電並加以利用的實用裝置，同時廣泛地應用於各種製品。

有關從空間取出宇宙能量成為電或熱的實用裝置，請參照拙著『解救地球的二十一世紀超技術』。

其中之一為由大西義弘所開發的『常溫超電導材料』。「常溫超電導材料」本身就是一項偉大發明，具有常溫時電阻為零，以及能吸收來自空間的宇宙能量，使其變化為電等神奇的特質。

使用具有吸入宇宙能量特質的「常溫超電導材料」的各種製品，目前在社會上相當普遍。另外，工藤英興所開發的酒精燃燒裝置「RBT」，也可由空間吸收宇宙能量，產生相當於現代科學理論值五倍以上的熱。而其實用裝置，現在正日漸普及。

等到這些實用裝置普及以後，不但可以解決能源問題，同時人們也會察覺到宇宙能量的存在而開始能量革命。

一旦宇宙能量革命開始，現代科學將會察覺到以往不曾注意到有宇宙能量存在的缺陷，進而展開科學改革。

當現代科學瞭解到「宇宙是由肉眼看得到的物質世界與肉眼看不到的超微粒子（宇宙能量）所構成的高（多）次元世界的存在」時，就會改變為以高（多）次元世界為研究對象的科學。

今後的科學＝物質科學＋高（多）次元科學

一旦科學產生變革，科學家們就會發現到，高次元世界不只存在著宇宙能量，同時也存在著靈魂和高次元意識體。

專精現代科學的科學家們察覺到人類具有雙重構造及高次元世界裡各種意識體的存在後，就會開始進行研究，如此一來，自然會引起全球性的意識改革。

一旦引起意識改革，人類就能發現正確的生活方式，進而創造出沒有私慾的高意識文明。

經過這些改變以後，二十一世紀將會是一個非常美好的時代。

當今的世界，在各個方面都產生了劇變。這就是文明由物質文明變為宇宙文明（物質文明＋精神文明）的大轉換現象。可以預見的是，最後必然會產生能量革命、科學革命、意識革命，並且實現精神性極高的偉大宇宙文明。

要解決地球人的健康問題，除了上述革命之外，還必須進行本書所提的醫學革命。

前面說過，疾病的原因大半是由於本身精神性較低所致。因此，只要實現精神性較高的文明，就能使疾病和病人減半，屆時自然而然就會產生醫學革命了。

總之，一定要使陷入瓶頸的物質文明徹底改變，提高精神性，創造一個沒有疾病的偉大文明才行。

深野一幸

大展出版社有限公司	圖書目錄
地址：台北市北投區11204 致遠一路二段12巷1號 郵撥： 0166955～1	電話：(02) 8236031 8236033 傳眞：(02) 8272069

• 法律專欄連載 • 電腦編號 58

台大法學院 法律學系／策劃 法律服務社／編著

①別讓您的權利睡著了[1]	200元
②別讓您的權利睡著了[2]	200元

• 秘傳占卜系列 • 電腦編號 14

①手相術	淺野八郎著	150元
②人相術	淺野八郎著	150元
③西洋占星術	淺野八郎著	150元
④中國神奇占卜	淺野八郎著	150元
⑤夢判斷	淺野八郎著	150元
⑥前世、來世占卜	淺野八郎著	150元
⑦法國式血型學	淺野八郎著	150元
⑧靈感、符咒學	淺野八郎著	150元
⑨紙牌占卜學	淺野八郎著	150元
⑩ＥＳＰ超能力占卜	淺野八郎著	150元
⑪猶太數的秘術	淺野八郎著	150元
⑫新心理測驗	淺野八郎著	160元

• 趣味心理講座 • 電腦編號 15

①性格測驗１	探索男與女	淺野八郎著	140元
②性格測驗２	透視人心奧秘	淺野八郎著	140元
③性格測驗３	發現陌生的自己	淺野八郎著	140元
④性格測驗４	發現你的真面目	淺野八郎著	140元
⑤性格測驗５	讓你們吃驚	淺野八郎著	140元
⑥性格測驗６	洞穿心理盲點	淺野八郎著	140元
⑦性格測驗７	探索對方心理	淺野八郎著	140元
⑧性格測驗８	由吃認識自己	淺野八郎著	140元
⑨性格測驗９	戀愛知多少	淺野八郎著	160元

⑩性格測驗10　由裝扮瞭解人心	淺野八郎著	140元
⑪性格測驗11　敲開內心玄機	淺野八郎著	140元
⑫性格測驗12　透視你的未來	淺野八郎著	140元
⑬血型與你的一生	淺野八郎著	160元
⑭趣味推理遊戲	淺野八郎著	160元
⑮行爲語言解析	淺野八郎著	160元

•婦 幼 天 地•電腦編號16

①八萬人減肥成果	黃靜香譯	180元
②三分鐘減肥體操	楊鴻儒譯	150元
③窈窕淑女美髮秘訣	柯素娥譯	130元
④使妳更迷人	成　玉譯	130元
⑤女性的更年期	官舒妍編譯	160元
⑥胎內育兒法	李玉瓊編譯	150元
⑦早產兒袋鼠式護理	唐岱蘭譯	200元
⑧初次懷孕與生產	婦幼天地編譯組	180元
⑨初次育兒12個月	婦幼天地編譯組	180元
⑩斷乳食與幼兒食	婦幼天地編譯組	180元
⑪培養幼兒能力與性向	婦幼天地編譯組	180元
⑫培養幼兒創造力的玩具與遊戲	婦幼天地編譯組	180元
⑬幼兒的症狀與疾病	婦幼天地編譯組	180元
⑭腿部苗條健美法	婦幼天地編譯組	180元
⑮女性腰痛別忽視	婦幼天地編譯組	150元
⑯舒展身心體操術	李玉瓊編譯	130元
⑰三分鐘臉部體操	趙薇妮著	160元
⑱生動的笑容表情術	趙薇妮著	160元
⑲心曠神怡減肥法	川津祐介著	130元
⑳內衣使妳更美麗	陳玄茹譯	130元
㉑瑜伽美姿美容	黃靜香編著	150元
㉒高雅女性裝扮學	陳珮玲譯	180元
㉓蠶糞肌膚美顏法	坂梨秀子著	160元
㉔認識妳的身體	李玉瓊譯	160元
㉕產後恢復苗條體態	居理安•芙萊喬著	200元
㉖正確護髮美容法	山崎伊久江著	180元
㉗安琪拉美姿養生學	安琪拉蘭斯博瑞著	180元
㉘女體性醫學剖析	增田豐著	220元
㉙懷孕與生產剖析	岡部綾子著	180元
㉚斷奶後的健康育兒	東城百合子著	220元
㉛引出孩子幹勁的責罵藝術	多湖輝著	170元
㉜培養孩子獨立的藝術	多湖輝著	170元

㉝子宮肌瘤與卵巢囊腫	陳秀琳編著	180元
㉞下半身減肥法	納他夏・史達賓著	180元
㉟女性自然美容法	吳雅菁編著	180元
㊱再也不發胖	池園悅太郎著	170元
㊲生男生女控制術	中垣勝裕著	220元
㊳使妳的肌膚更亮麗	楊　皓編著	170元

・青 春 天 地・電腦編號 17

①A血型與星座	柯素娥編譯	120元
②B血型與星座	柯素娥編譯	120元
③O血型與星座	柯素娥編譯	120元
④AB血型與星座	柯素娥編譯	120元
⑤青春期性教室	呂貴嵐編譯	130元
⑥事半功倍讀書法	王毅希編譯	150元
⑦難解數學破題	宋釗宜編譯	130元
⑧速算解題技巧	宋釗宜編譯	130元
⑨小論文寫作秘訣	林顯茂編譯	120元
⑪中學生野外遊戲	熊谷康編著	120元
⑫恐怖極短篇	柯素娥編譯	130元
⑬恐怖夜話	小毛驢編譯	130元
⑭恐怖幽默短篇	小毛驢編譯	120元
⑮黑色幽默短篇	小毛驢編譯	120元
⑯靈異怪談	小毛驢編譯	130元
⑰錯覺遊戲	小毛驢編譯	130元
⑱整人遊戲	小毛驢編著	150元
⑲有趣的超常識	柯素娥編譯	130元
⑳哦！原來如此	林慶旺編譯	130元
㉑趣味競賽100種	劉名揚編譯	120元
㉒數學謎題入門	宋釗宜編譯	150元
㉓數學謎題解析	宋釗宜編譯	150元
㉔透視男女心理	林慶旺編譯	120元
㉕少女情懷的自白	李桂蘭編譯	120元
㉖由兄弟姊妹看命運	李玉瓊編譯	130元
㉗趣味的科學魔術	林慶旺編譯	150元
㉘趣味的心理實驗室	李燕玲編譯	150元
㉙愛與性心理測驗	小毛驢編譯	130元
㉚刑案推理解謎	小毛驢編譯	130元
㉛偵探常識推理	小毛驢編譯	130元
㉜偵探常識解謎	小毛驢編譯	130元
㉝偵探推理遊戲	小毛驢編譯	130元

㉞趣味的超魔術	廖玉山編著	150元
㉟趣味的珍奇發明	柯素娥編著	150元
㊱登山用具與技巧	陳瑞菊編著	150元

・健 康 天 地・電腦編號 18

①壓力的預防與治療	柯素娥編譯	130元
②超科學氣的魔力	柯素娥編譯	130元
③尿療法治病的神奇	中尾良一著	130元
④鐵證如山的尿療法奇蹟	廖玉山譯	120元
⑤一日斷食健康法	葉慈容編譯	150元
⑥胃部強健法	陳炳崑譯	120元
⑦癌症早期檢查法	廖松濤譯	160元
⑧老人痴呆症防止法	柯素娥編譯	130元
⑨松葉汁健康飲料	陳麗芬編譯	130元
⑩揉肚臍健康法	永井秋夫著	150元
⑪過勞死、猝死的預防	卓秀貞編譯	130元
⑫高血壓治療與飲食	藤山順豐著	150元
⑬老人看護指南	柯素娥編譯	150元
⑭美容外科淺談	楊啟宏著	150元
⑮美容外科新境界	楊啟宏著	150元
⑯鹽是天然的醫生	西英司郎著	140元
⑰年輕十歲不是夢	梁瑞麟譯	200元
⑱茶料理治百病	桑野和民著	180元
⑲綠茶治病寶典	桑野和民著	150元
⑳杜仲茶養顏減肥法	西田博著	150元
㉑蜂膠驚人療效	瀨長良三郎著	150元
㉒蜂膠治百病	瀨長良三郎著	180元
㉓醫藥與生活	鄭炳全著	180元
㉔鈣長生寶典	落合敏著	180元
㉕大蒜長生寶典	木下繁太郎著	160元
㉖居家自我健康檢查	石川恭三著	160元
㉗永恒的健康人生	李秀鈴譯	200元
㉘大豆卵磷脂長生寶典	劉雪卿譯	150元
㉙芳香療法	梁艾琳譯	160元
㉚醋長生寶典	柯素娥譯	180元
㉛從星座透視健康	席拉・吉蒂斯著	180元
㉜愉悅自在保健學	野本二士夫著	160元
㉝裸睡健康法	丸山淳士等著	160元
㉞糖尿病預防與治療	藤田順豐著	180元
㉟維他命長生寶典	菅原明子著	180元

㊱維他命C新效果	鐘文訓編	150元
㊲手、腳病理按摩	堤芳朗著	160元
㊳AIDS瞭解與預防	彼得塔歇爾著	180元
㊴甲殼質殼聚糖健康法	沈永嘉譯	160元
㊵神經痛預防與治療	木下眞男著	160元
㊶室內身體鍛鍊法	陳炳崑編著	160元
㊷吃出健康藥膳	劉大器編著	180元
㊸自我指壓術	蘇燕謀編著	160元
㊹紅蘿蔔汁斷食療法	李玉瓊編著	150元
㊺洗心術健康秘法	竺翠萍編譯	170元
㊻枇杷葉健康療法	柯素娥編譯	180元
㊼抗衰血癒	楊啟宏著	180元
㊽與癌搏鬥記	逸見政孝著	180元
㊾冬蟲夏草長生寶典	高橋義博著	170元
㊿痔瘡・大腸疾病先端療法	宮島伸宜著	180元
51膠布治癒頑固慢性病	加瀨建造著	180元
52芝麻神奇健康法	小林貞作著	170元
53香煙能防止癡呆？	高田明和著	180元
54穀菜食治癌療法	佐藤成志著	180元
55貼藥健康法	松原英多著	180元
56克服癌症調和道呼吸法	帶津良一著	180元
57Ｂ型肝炎預防與治療	野村喜重郎著	180元
58青春永駐養生導引術	早島正雄著	180元
59改變呼吸法創造健康	原久子著	180元
60荷爾蒙平衡養生秘訣	出村博著	180元
61水美肌健康法	井戶勝富著	170元
62認識食物掌握健康	廖梅珠編著	170元
63痛風劇痛消除法	鈴木吉彥著	180元
64酸莖菌驚人療效	上田明彥著	180元
65大豆卵磷脂治現代病	神津健一著	200元
66時辰療法──危險時刻凌晨４時	呂建強等著	元
67自然治癒力提升法	帶津良一著	元
68巧妙的氣保健法	藤平墨子著	元

・實用女性學講座・電腦編號 19

①解讀女性內心世界	島田一男著	150元
②塑造成熟的女性	島田一男著	150元
③女性整體裝扮學	黃靜香編著	180元
④女性應對禮儀	黃靜香編著	180元

・校 園 系 列・電腦編號20

①讀書集中術	多湖輝著	150元
②應考的訣竅	多湖輝著	150元
③輕鬆讀書贏得聯考	多湖輝著	150元
④讀書記憶秘訣	多湖輝著	150元
⑤視力恢復！超速讀術	江錦雲譯	180元
⑥讀書36計	黃柏松編著	180元
⑦驚人的速讀術	鐘文訓編著	170元
⑧學生課業輔導良方	多湖輝著	170元

・實用心理學講座・電腦編號21

①拆穿欺騙伎倆	多湖輝著	140元
②創造好構想	多湖輝著	140元
③面對面心理術	多湖輝著	160元
④偽裝心理術	多湖輝著	140元
⑤透視人性弱點	多湖輝著	140元
⑥自我表現術	多湖輝著	150元
⑦不可思議的人性心理	多湖輝著	150元
⑧催眠術入門	多湖輝著	150元
⑨責罵部屬的藝術	多湖輝著	150元
⑩精神力	多湖輝著	150元
⑪厚黑說服術	多湖輝著	150元
⑫集中力	多湖輝著	150元
⑬構想力	多湖輝著	150元
⑭深層心理術	多湖輝著	160元
⑮深層語言術	多湖輝著	160元
⑯深層說服術	多湖輝著	180元
⑰掌握潛在心理	多湖輝著	160元
⑱洞悉心理陷阱	多湖輝著	180元
⑲解讀金錢心理	多湖輝著	180元
⑳拆穿語言圈套	多湖輝著	180元
㉑語言的心理戰	多湖輝著	180元

・超現實心理講座・電腦編號22

①超意識覺醒法	詹蔚芬編譯	130元
②護摩秘法與人生	劉名揚編譯	130元
③秘法！超級仙術入門	陸　明譯	150元

④給地球人的訊息	柯素娥編著	150元
⑤密教的神通力	劉名揚編著	130元
⑥神秘奇妙的世界	平川陽一著	180元
⑦地球文明的超革命	吳秋嬌譯	200元
⑧力量石的秘密	吳秋嬌譯	180元
⑨超能力的靈異世界	馬小莉譯	200元
⑩逃離地球毀滅的命運	吳秋嬌譯	200元
⑪宇宙與地球終結之謎	南山宏著	200元
⑫驚世奇功揭秘	傅起鳳著	200元
⑬啟發身心潛力心象訓練法	栗田昌裕著	180元
⑭仙道術遁甲法	高藤聰一郎著	220元
⑮神通力的秘密	中岡俊哉著	180元
⑯仙人成仙術	高藤聰一郎著	200元
⑰仙道符咒氣功法	高藤聰一郎著	220元
⑱仙道風水術尋龍法	高藤聰一郎著	200元
⑲仙道奇蹟超幻像	高藤聰一郎著	200元
⑳仙道鍊金術房中法	高藤聰一郎著	200元

・養 生 保 健・電腦編號 23

①醫療養生氣功	黃孝寬著	250元
②中國氣功圖譜	余功保著	230元
③少林醫療氣功精粹	井玉蘭著	250元
④龍形實用氣功	吳大才等著	220元
⑤魚戲增視強身氣功	宮　嬰著	220元
⑥嚴新氣功	前新培金著	250元
⑦道家玄牝氣功	張　章著	200元
⑧仙家秘傳袪病功	李遠國著	160元
⑨少林十大健身功	秦慶豐著	180元
⑩中國自控氣功	張明武著	250元
⑪醫療防癌氣功	黃孝寬著	250元
⑫醫療強身氣功	黃孝寬著	250元
⑬醫療點穴氣功	黃孝寬著	250元
⑭中國八卦如意功	趙維漢著	180元
⑮正宗馬禮堂養氣功	馬禮堂著	420元
⑯秘傳道家筋經內丹功	王慶餘著	280元
⑰三元開慧功	辛桂林著	250元
⑱防癌治癌新氣功	郭　林著	180元
⑲禪定與佛家氣功修煉	劉天君著	200元
⑳顛倒之術	梅自強著	360元
㉑簡明氣功辭典	吳家駿編	元

㉒八卦三合功	張全亮著	230元

・社會人智囊・電腦編號 24

①糾紛談判術	清水增三著	160元
②創造關鍵術	淺野八郎著	150元
③觀人術	淺野八郎著	180元
④應急詭辯術	廖英迪編著	160元
⑤天才家學習術	木原武一著	160元
⑥猫型狗式鑑人術	淺野八郎著	180元
⑦逆轉運掌握術	淺野八郎著	180元
⑧人際圓融術	澀谷昌三著	160元
⑨解讀人心術	淺野八郎著	180元
⑩與上司水乳交融術	秋元隆司著	180元
⑪男女心態定律	小田晉著	180元
⑫幽默說話術	林振輝編著	200元
⑬人能信賴幾分	淺野八郎著	180元
⑭我一定能成功	李玉瓊譯	180元
⑮獻給青年的嘉言	陳蒼杰譯	180元
⑯知人、知面、知其心	林振輝編著	180元
⑰塑造堅強的個性	坂上肇著	180元
⑱爲自己而活	佐藤綾子著	180元
⑲未來十年與愉快生活有約	船井幸雄著	180元

・精 選 系 列・電腦編號 25

①毛澤東與鄧小平	渡邊利夫等著	280元
②中國大崩裂	江戶介雄著	180元
③台灣・亞洲奇蹟	上村幸治著	220元
④7-ELEVEN高盈收策略	國友隆一著	180元
⑤台灣獨立	森　詠著	200元
⑥迷失中國的末路	江戶雄介著	220元
⑦2000年5月全世界毀滅	紫藤甲子男著	180元
⑧失去鄧小平的中國	小島朋之著	220元

・運 動 遊 戲・電腦編號 26

①雙人運動	李玉瓊譯	160元
②愉快的跳繩運動	廖玉山譯	180元
③運動會項目精選	王佑京譯	150元
④肋木運動	廖玉山譯	150元

⑤測力運動	王佑宗譯	150元

・休閒娛樂・電腦編號 27

①海水魚飼養法	田中智浩著	300元
②金魚飼養法	曾雪玫譯	250元

・銀髮族智慧學・電腦編號 28

①銀髮六十樂逍遙	多湖輝著	170元
②人生六十反年輕	多湖輝著	170元
③六十歲的決斷	多湖輝著	170元

・飲食保健・電腦編號 29

①自己製作健康茶	大海淳著	220元
②好吃、具藥效茶料理	德永睦子著	220元
③改善慢性病健康茶	吳秋嬌譯	200元

・家庭醫學保健・電腦編號 30

①女性醫學大全	雨森良彥著	380元
②初爲人父育兒寶典	小瀧周曹著	220元
③性活力強健法	相建華著	200元
④30歲以上的懷孕與生產	李芳黛編著	元

・心靈雅集・電腦編號 00

①禪言佛語看人生	松濤弘道著	180元
②禪密教的奧秘	葉逯謙譯	120元
③觀音大法力	田口日勝著	120元
④觀音法力的大功德	田口日勝著	120元
⑤達摩禪106智慧	劉華亭編譯	220元
⑥有趣的佛教研究	葉逯謙編譯	170元
⑦夢的開運法	蕭京凌譯	130元
⑧禪學智慧	柯素娥編譯	130元
⑨女性佛教入門	許俐萍譯	110元
⑩佛像小百科	心靈雅集編譯組	130元
⑪佛教小百科趣談	心靈雅集編譯組	120元
⑫佛教小百科漫談	心靈雅集編譯組	150元
⑬佛教知識小百科	心靈雅集編譯組	150元

⑭佛學名言智慧	松濤弘道著	220元
⑮釋迦名言智慧	松濤弘道著	220元
⑯活人禪	平田精耕著	120元
⑰坐禪入門	柯素娥編譯	150元
⑱現代禪悟	柯素娥編譯	130元
⑲道元禪師語錄	心靈雅集編譯組	130元
⑳佛學經典指南	心靈雅集編譯組	130元
㉑何謂「生」　阿含經	心靈雅集編譯組	150元
㉒一切皆空　般若心經	心靈雅集編譯組	150元
㉓超越迷惘　法句經	心靈雅集編譯組	130元
㉔開拓宇宙觀　華嚴經	心靈雅集編譯組	130元
㉕真實之道　法華經	心靈雅集編譯組	130元
㉖自由自在　涅槃經	心靈雅集編譯組	130元
㉗沈默的教示　維摩經	心靈雅集編譯組	150元
㉘開通心眼　佛語佛戒	心靈雅集編譯組	130元
㉙揭秘寶庫　密教經典	心靈雅集編譯組	130元
㉚坐禪與養生	廖松濤譯	110元
㉛釋尊十戒	柯素娥編譯	120元
㉜佛法與神通	劉欣如編著	120元
㉝悟（正法眼藏的世界）	柯素娥編譯	120元
㉞只管打坐	劉欣如編著	120元
㉟喬答摩・佛陀傳	劉欣如編著	120元
㊱唐玄奘留學記	劉欣如編著	120元
㊲佛教的人生觀	劉欣如編譯	110元
㊳無門關（上卷）	心靈雅集編譯組	150元
㊴無門關（下卷）	心靈雅集編譯組	150元
㊵業的思想	劉欣如編著	130元
㊶佛法難學嗎	劉欣如著	140元
㊷佛法實用嗎	劉欣如著	140元
㊸佛法殊勝嗎	劉欣如著	140元
㊹因果報應法則	李常傳編	140元
㊺佛教醫學的奧秘	劉欣如編著	150元
㊻紅塵絕唱	海　若著	130元
㊼佛教生活風情	洪丕謨、姜玉珍著	220元
㊽行住坐臥有佛法	劉欣如著	160元
㊾起心動念是佛法	劉欣如著	160元
㊿四字禪語	曹洞宗青年會	200元
51妙法蓮華經	劉欣如編著	160元
52根本佛教與大乘佛教	葉作森編	180元
53大乘佛經	定方晟著	180元
54須彌山與極樂世界	定方晟著	180元

國家圖書館出版品預行編目資料

奇蹟超醫療治癒難病／深野一幸著，吳秋嬌譯
——初版——臺北市，大展，民86
面；　公分——（超現實心靈講座；21）
譯自：難病を癒す奇跡の超醫療
ISBN 957-557-689-6（平裝）

1. 民俗醫藥

418.992　　86001603

奇蹟超醫療治癒難病

ISBN 957-557-689-6

原 著 者／深野一幸
編 譯 者／吳 秋 嬌
發 行 人／蔡 森 明
出 版 者／大展出版社有限公司
社　　址／台北市北投區（石牌）致遠一路二段12巷1號
電　　話／(02) 8236031・8236033
傳　　眞／(02) 8272069
郵政劃撥／0166955－1
登 記 證／局版臺業字第2171號
承 印 者／高星企業有限公司
裝　　訂／日新裝訂所
排 版 者／千兵企業有限公司
電　　話／(02) 8812643
初　　版／1997年（民86年）2月

定　　價／220元

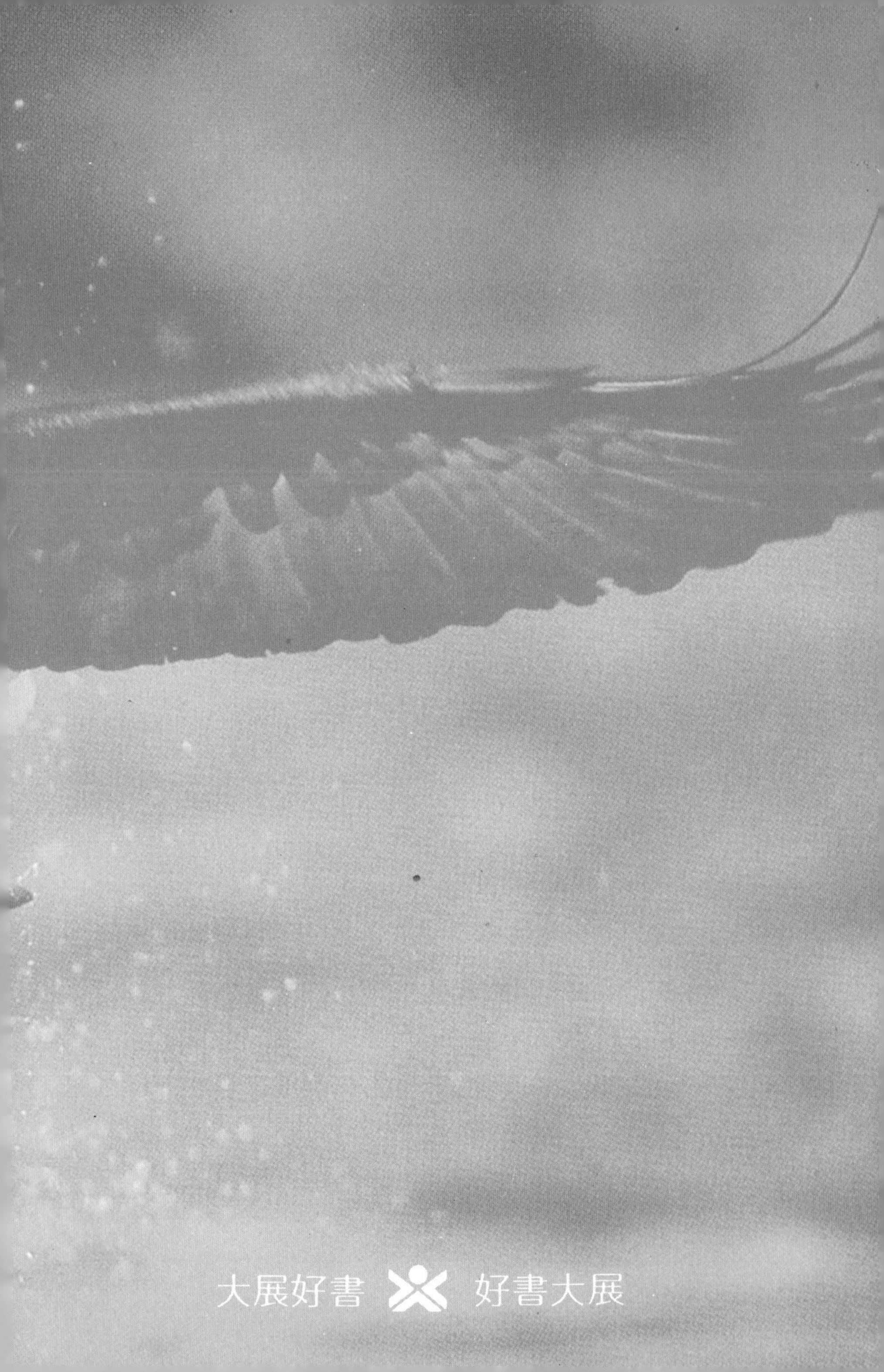
大展好書 好書大展

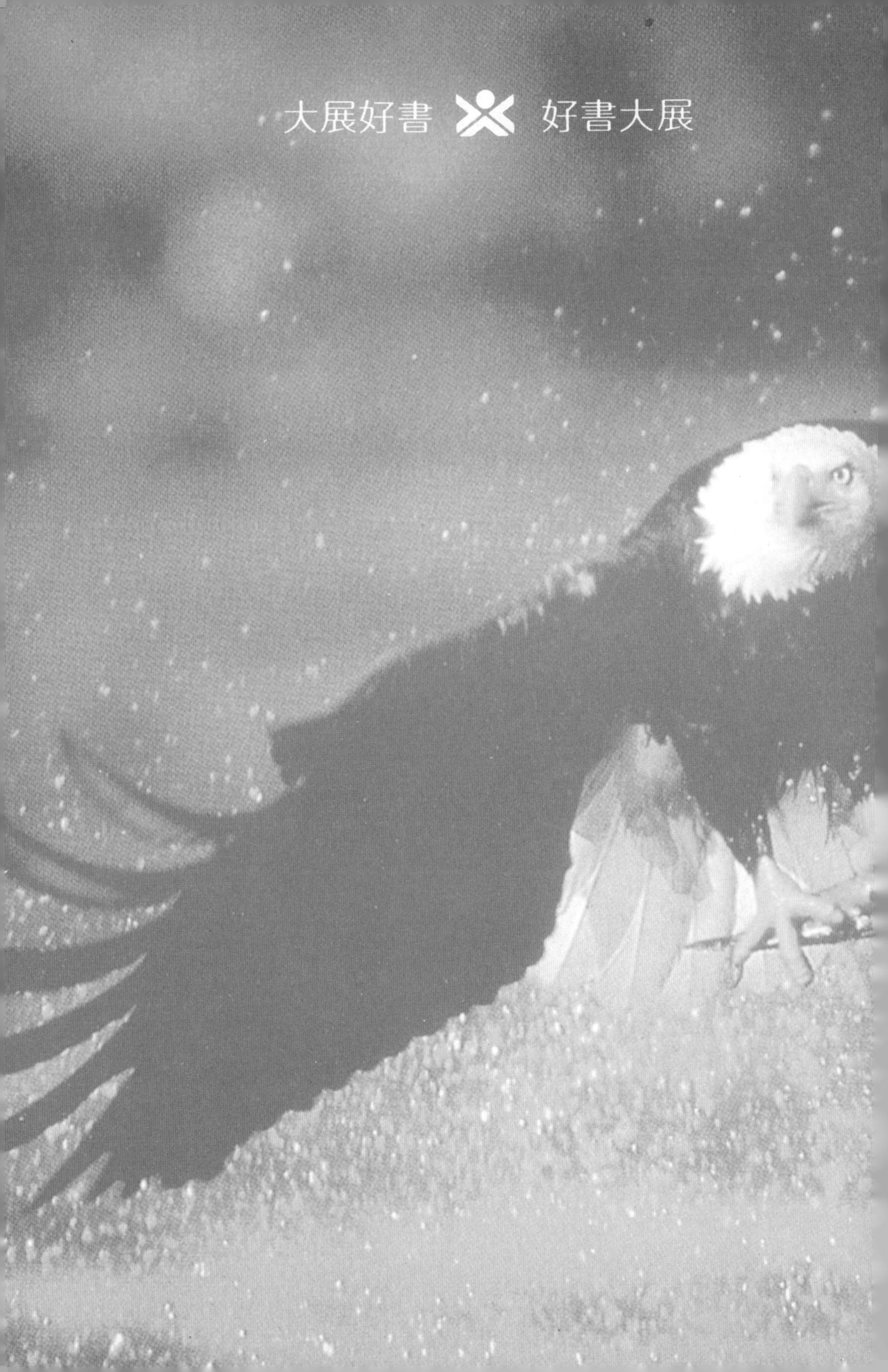
大展好書 好書大展